Kliniktaschenbücher

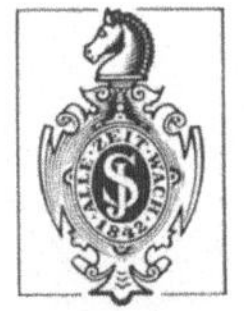

P. Schmidt · E. Deutsch · J. Kriehuber

Diät für chronisch Nierenkranke

Eine Diätfibel für Ärzte, Diätassistenten und Patienten

Mit 2 Abbildungen und 19 Tabellen

Springer-Verlag
Berlin · Heidelberg · New York 1973

Dr. Paul Schmidt
I. Medizinische Universitätsklinik
Spitalgasse 23
A – 1097 Wien

Professor Dr. Erwin Deutsch
I. Medizinische Universitätsklinik
Spitalgasse 23
A – 1097 Wien

Lehrdiätassistentin Johanna Kriehuber
I. Medizinische Universitätsklinik
Spitalgasse 23
A – 1097 Wien

ISBN-13: 978-3-540-06226-4 e-ISBN-13: 978-3-642-65577-7
DOI: 10.1007/978-3-642-65577-7

Library of Congress Catalog Card Number 73-77 396

Herstellung: G. Appl, Wemding

Vorwort

In der Führung von Patienten mit fortgeschrittenen chronischen Nierenkrankheiten spielen die diätetischen Maßnahmen eine ganz besondere Rolle. Wichtig ist die Erkenntnis, daß bei diesen Patienten die Eiweißzufuhr bis auf etwa 20g pro Tag reduziert werden kann, vorausgesetzt, daß ausreichende Mengen biologisch hochwertigen tierischen Eiweißes zugeführt werden, bei Verzicht auf biologisch weniger wertvolles pflanzliches Eiweiß. Dies führt zu einer Besserung nicht nur der Laboratoriumsbefunde, sondern auch des Allgemeinbefindens der Patienten. Nach Einführung dieser Diät in den klinischen Therapieplan konnten wir uns immer wieder von ihrem Nutzen überzeugen. Beim Übergang zur ambulanten Behandlung traten jedoch große Schwierigkeiten auf, die nicht so sehr in der mangelnden Bereitschaft der Patienten zur Mitarbeit nach der Entlassung aus der Klinik gelegen waren, sondern vielmehr darin, daß den Patienten keine leicht faßlichen und übersichtlichen Informationen und Anweisungen mitgegeben werden konnten.

Im Frühjar 1970 begannen wir daher mit der Zusammenstellung von diätetischen Richtlinien und Rezeptsammlungen. Die Diätvorschriften sollten den Gesichtspunkten moderner Nierendiätetik entsprechen, den Eßgewohnheiten angepaßt und schließlich auch leicht über längere Zeit durchführbar sein. Zur leichteren Handhabung der Diät haben wir – von den mit der Diabetesdiät gemachten Erfahrungen ausgehend – den Begriff der Eiweißeinheit und der Kaliumeinheit eingeführt und die diesen Einheiten entsprechenden Mengen verschiedener Nahrungsmittel tabellarisch zusammengefaßt. Das zunehmende Interesse der Kollegen in Klinik und Praxis hat uns schließlich dazu angeregt, die von uns ausgearbeitete Nierendiät in Buchform niederzulegen. Hierbei galt es, eine besondere Schwierigkeit zu überwinden, die darin lag, daß sich das Büchlein an drei verschiedene Personenkreise wendet: an Ärzte, an Diätassistenten und -assistentinnen und an Patienten. Wir haben versucht, in den theoretischen, in erster Linie für den Arzt gedachten Abschnitten die Grundlagen der Diät darzulegen, um so die Basis für die richtige Indikationsstellung zu schaffen. Den Diätassistenten wollten wir durch entsprechende Hinweise eine Hilfe für die Beratung niereninsuffizienter Patienten vermitteln. In einem allgemein verständlichen Teil haben wir versucht, bei den Patienten das Verständnis für die Notwendigkeit der langdauernden Einhaltung der Diät zu wecken. Schließlich haben wir für den Patienten eine dem Grad der Einschränkung ihrer Nierenfunktion entsprechende Reihe von Menüvorschlägen mit Hinweisen auf deren Zubereitung und auf den Gehalt an Eiweiß, Kalorien und Elektrolyten ausgearbeitet. Dadurch ist der Patient in der Lage, mit Hilfe der beigegebenen Austauschtabellen seinem Geschmack besonders angepaßte Mahlzeiten selbst zusammenzustellen.

Unser aufrichtiger Dank gilt dem Springer-Verlag für wertvolle Anregungen während der Vorbereitung dieses Büchleins und für seine Bemühungen um eine sorgfältige Drucklegung.

Wien, im März 1973

P. Schmidt
E. Deutsch
J. Kriehuber

Inhaltsverzeichnis

1. Allgemeine Richtlinien für den Arzt und Diätassistenten

1.1 Theoretische Grundlagen der Diätetik bei chronischer Niereninsuffizienz

Das klinische Bild der Urämie wird in erster Linie durch die mehr oder weniger eingeschränkte renale Elimination stickstoffhaltiger Substanzen und durch das Ausmaß pathologischer Verschiebungen

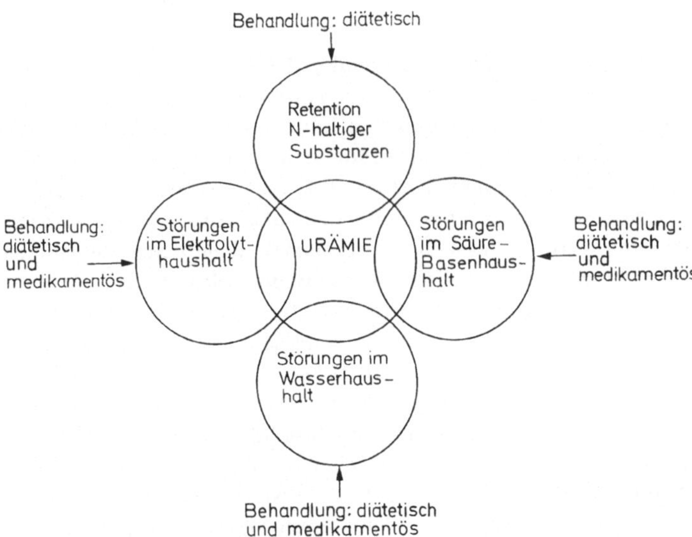

Abb. 1. Die bei der Urämie gestörten grundlegenden Nierenfunktionen und deren Behandlungsmöglichkeiten. Die Abbildung zeigt, daß die Retention N-haltiger Substanzen nur durch diätetische Maßnahmen beeinflußt werden kann.

im Elektrolyt-, Säure-Basen- und Flüssigkeitshaushalt bestimmt. Da die Zufuhr von Eiweiß bzw. stickstoffhaltigen Substanzen diätetisch auf ein Minimum reduziert und ein Bilanzdefizit bzw. -überschuß an Wasser und in der Nahrung enthaltenen Elektrolyten (Natrium, Kalium) durch forcierte diätetische Zufuhr- oder Restriktion kompensiert werden kann, ist es verständlich, daß durch eine richtige Diät nicht nur die blutchemischen Befunde sondern auch die klinischen Symptome wesentlich gebessert werden können. Somit nimmt die Diät eine zentrale Stellung in der symptomatischen Behandlung der Niereninsuffizienz ein. Nach Beseitigung zusätzlicher extrarenaler Komponenten, wie Auffüllen eines eingeengten Extrazellulärraumes, kardiale Rekompensation, Absetzen eines Reststickstoff-steigernden Medikamentes (z. B. Tetrazykline u. a.), ist die Diätetik sogar die einzige, wirksame therapeutische Maßnahme, den Reststickstoff bzw. Harnstoffstickstoff (BUN) im Blut zu senken (Abb. 1).

1.2 Eiweißzufuhr

Die Erkenntnis, daß die Endprodukte des exogenen und endogenen Stickstoffstoffwechsels *die* Urämietoxine bei der Niereninsuffizienz darstellen, führte zur diätetischen Einschränkung der Eiweißzufuhr in der Behandlung der Urämie. Indikation und Ausmaß der diätetischen Eiweißbeschränkung ist aus Tabelle 1 ersichtlich. Solange die Restfunktion erkrankter Nieren den Funktionsverlust voll zu kompensieren vermag, erscheinen eingreifende, diätetische Maßnahmen nicht sinnvoll. Bis zu einer Funktionseinschränkung auf 25% der normalen Nierenfunktion (Serumkreatinin bei 4 mg%) bestehen meist keine klinischen Symptome von seiten der Niereninsuffizienz. Sinkt die Nierenfunktion unter 10% der normalen Leistung ab, führen geringgradige Funktionsänderungen bereits zu schwerwiegenden Veränderungen im klinischen Zustandsbild und zur Zunahme der blutchemischen Befunde im Sinne der Urämie (Abb. 2). Dieses Stadium im Verlaufe einer chronischen Niereninsuffizienz sollte die Domäne der strengen Nierendiätetik sein. Allerdings muß auch bei strenger Eiweißrestriktion ein dem endogenen Stickstoffstoffwechsel bzw. Proteinabbau entsprechendes Eiweißminimum mit der Nahrung zugeführt werden, um einer katabolen Stoffwechsellage entgegenzuwirken. Dieses Eiweißminimum wird mit 20 bis 30 Gramm pro

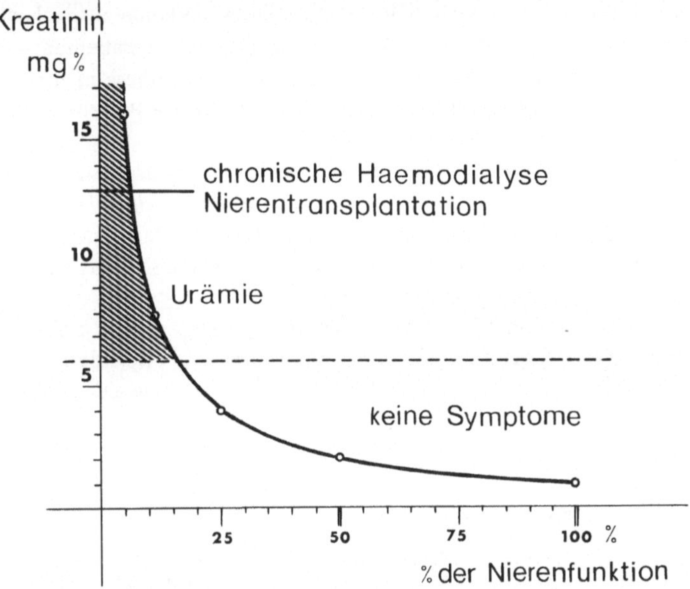

Abb. 2. Serumkreatinin in Abhängigkeit von der Nierenrestfunktion (Prozent der normalen Nierenfunktion, modifiziert nach DE ST. JEOR et al.).

Tag angegeben, als absolutes Eiweißminimum werden 12 bis 18 Gramm täglich veranschlagt. Voraussetzung für eine diätetische Reduktion der Eiweißzufuhr auf ein derartiges Eiweißminimum, ohne daß dadurch ein Katabolismus hervorgerufen wird, ist aber:

1. die Zufuhr von *biologisch hochwertigem* Eiweiß in Form von tierischem Eiweiß wie Ei, Milch und Fleisch. Diese Nahrungsmittel vermögen wegen ihres hohen prozentualen Anteils an essentiellen Aminosäuren, endogene Proteinverluste nahezu quantitativ zu ersetzen.
2. die Bereitstellung von genügend *Kalorien* in der Diät, da mit zunehmender Eiweißrestriktion der Kalorienbedarf des Organismus steigt. Kohlenhydrate vermögen zudem den endogenen Eiweißstoffwechsel herabzusetzen (proteinsparender Effekt der Kohlenhydrate).

Sind das Minimum essentieller Aminosäuren und eine ausreichende Kalorienzahl gewährleistet, kann beim urämischen Patienten – im Gegensatz zum Gesunden – Harnstoff für die Synthese nichtessentieller Aminosäuren utilisiert und somit auch für die Proteinsynthese herangezogen werden.

In den vorliegenden Diätformen wurde für Nahrungsmittel mit biologisch hochwertigem Eiweiß der Begriff der *Eiweißeinheit (EWE)* eingeführt. Die Eiweißeinheit bezieht sich auf den Eiweißgehalt eines Eies und entspricht demnach etwa 7 g biologisch hochwertigen Eiweißes.[1]

Die Verwendung dieser Hilfsrechengröße garantiert die Zufuhr ausreichender Mengen essentieller Aminosäuren und erleichtert zudem die Eiweißberechnung in den verschiedenen eiweißgenormten Diäten.

Tabelle 1. Indikation und Ausmaß der diätetischen Eiweißrestriktion in Abhängigkeit von der Retention harnpflichtiger, stickstoffhaltiger Substanzen (Harnstoffstickstoff und Kreatinin).

Harnstoff-N im Blut (BUN)	Serumkreatinin	Erforderliche Eiweißrestriktion in der Diät
40 mg%	1,4– 4,0 mg%	keine (= normale Eiweißzufuhr)
40–100 mg%	4,0–10,0 mg%	50–35 g Eiweiß
> 100 mg%	> 10 mg%	ca. 21 g Eiweiß

1.3 Natriumzufuhr

Die Natriumzufuhr wird nach Bestimmung der renalen Natriumausscheidung und unter Berücksichtigung des Hydratationszustandes des Patienten festgelegt. Dabei muß zwischen primär glomerulären

1 Bei der Festlegung der Eiweißeinheit wurden graduelle Unterschiede in der biologischen Wertigkeit einzelner hochwertiger Eiweißträger nicht berücksichtigt. Unter biologischer Wertigkeit wird die Fähigkeit verstanden, Eiweißverluste quantitativ zu ersetzen. Eiereiweiß mit der höchsten Wertigkeit vermag dies zu 94%, Milch und Fleisch zu 67 bzw. 76%. Eine der zunehmenden biologischen Wertigkeit entsprechende Mehrzufuhr eines Nahrungsmittels würde auch gleichzeitig eine Erhöhung der Zufuhr nicht essentieller Aminosäuren bedeuten. So halten wir es für gerechtfertigt, bei der Berechnung der Eiweißeinheiten Bezug auf das Gramm Eiereiweiß zu nehmen.

(Nephritis) und primär interstitiellen bzw. tubulären Nierenerkrankungen (Pyelonephritis, Zystennieren, Phenacetinniere) unterschieden werden. So liegt die renale Natriumelimination bei der chronischen Nephritis in der Regel zwischen 30–120 mval in 24 Stunden (entsprechend etwa 2–7 g Kochsalz), also unter der in einer Normaldiät enthaltenen Natriummenge (10 g Kochsalz). Hingegen erreicht die tägliche Natriumausscheidung bei chronischen interstitiellen bzw. tubulären Nephropathien meist höhere Werte entsprechend 5–12 g Kochsalz und mehr (salt-losing nephritis).
Wird die Ausscheidungskapazität für Natrium durch die exogene Zufuhr übertroffen, führt die Natriumretention auch zur Retention entsprechender Wassermengen, zur Ausdehnung des Extrazellulärvolumens, zu Ödemen und Blutdruckanstieg. Überwiegt in der täglichen Natriumbilanz hingegen der renale Kochsalzverlust, führen Einengung des Extrazellulärraumes und Verringerung des Blutvolumens zur Abnahme der glomerulären Filtration und Zunahme der Urämie.
Natriumrestriktion darf demnach nicht eine „reflektorische" therapeutische Maßnahme bei der chronischen Niereninsuffizienz sein.

1.4 Kaliumzufuhr

Die diätetische Kaliumrestriktion beginnt meist erst beim Übergang der Niereninsuffizienz von der polyurischen Phase in die Phase der Pseudonormurie und Oligurie erforderlich zu werden. Durch die Eiweißrestriktion wird der diätetische Kaliumgehalt an sich niedriger als in einer Normalkost gehalten. Sind strengere Einschränkungen bei zunehmender Hyperkaliämie angezeigt, kann die Kaliumzufuhr bei Verwendung kaliumreicherer Nahrungsmittel, wie verschiedener Obst- und Gemüsesorten, mittels Berechnung in Kaliumäquivalenten (Definition siehe Seite 10) gesteuert werden. Unter besonderen Zubereitungs- und Kochbedingungen (Seite 10, 11) kann der Kaliumgehalt dieser Nahrungsmittel beträchtlich reduziert werden, so daß auch bei strenger Kaliumrestriktion auf wichtige Kalorien- und Ballastträger nicht verzichtet werden muß.

1.5 Flüssigkeitszufuhr

Durch die osmotisch gesteigerte Diurese können bei der chronischen Niereninsuffizienz größere Mengen harnpflichtiger Substanzen im Urin gelöst und ausgeschieden werden. Zur Erhaltung einer ausgeglichenen Flüssigkeitsbilanz muß demnach bei größerer Flüssigkeitsausfuhr auch eine entsprechend vermehrte Flüssigkeitszufuhr angestrebt werden. Diese soll bei fehlender Wasserretention, d. h. bei Fehlen von Ödemen und Konstanz des Körpergewichtes unter Berücksichtigung des Ernährungszustandes, etwa 2000 bis 3000 ml täglich betragen. Für eine exakte Bilanzberechnung muß in der Flüssigkeitszufuhr die Trinkmenge, der Wassergehalt der Nahrung (etwa 1000 ml täglich) sowie das durch den endogenen Stoffwechsel anfallende Wasser (etwa 300 ml) einerseits und in der Flüssigkeitsausfuhr die tägliche Harnmenge, die Wasserverluste durch die Perspiratio sensibilis et insensibilis (etwa 1000 ml täglich, bei starkem Schwitzen und Fieber bis 2000 ml und mehr) und Flüssigkeitsverluste durch Körpersäfte (Erbrechen, Fisteln, Diarrhoe) andererseits beinhaltet sein (Tabelle 2).

Tabelle 2. Bilanzbestimmende Faktoren der Flüssigkeitszu- und -ausfuhr.

Flüssigkeitszufuhr	Flüssigkeitsausfuhr
1) Trinkmenge	1) Harnmenge
2) Wassergehalt fester Speisen	2) Perspiratio sensibilis et insensibilis (Schwitzen, Atmung)
3) endogenes Oxydationswasser	3) Körpersäfte: Erbrechen, Fisteln, Diarrhoe, Drainagen, Sonden
4) Infusionen	

Ist eine diätetische Natriumrestriktion erforderlich, wird die Auswahl der Getränke auf möglichst elektrolytfreie bzw. -arme Getränke wie Tee, Kaffee beschränkt bleiben. Bei weniger stark oder nicht eingeschränkter Natriumausscheidung können je nach erlaubter Natriumzufuhr auch verschiedene Mineralwässer zugeführt werden, deren Natriumgehalt jedoch genau definiert sein muß (siehe Tabelle

15). Verschiedene bicarbonathaltige Mineralwässer haben zudem bei stärkerer azidotischer Stoffwechsellage den Vorteil ihrer gleichzeitig alkalisierenden Wirkung, die meist weitere medikamentöse antiazidotische Maßnahmen erspart.

2. Allgemeine Diätanleitungen für den Arzt, Diätassistenten und Patienten

2.1 Eiweißzufuhr und Eiweißeinheit (EWE)

In den vorliegenden Diätformen wird zur Eiweißberechnung nur das *biologisch hochwertige Eiweiß* herangezogen und dieses in *Eiweißeinheiten (EWE)* angegeben. Dabei wird als eine Eiweißeinheit (1 EWE) diejenige Eiweißmenge eines biologisch hochwertigen (tierischen) Nahrungsmittels bezeichnet, die dem Eiweißgehalt eines Eies bzw. 7 Gramm Eiweiß entspricht.
Die Nahrungsmittelmengen, die eine Eiweißeinheit (1 EWE) bereitstellen, sind in der *Eiweißaustauschtabelle* (Tabelle 5) zusammengefaßt.
Zur Erleichterung der Kostzusammenstellung wird ferner zwischen *ungesalzenen* und *gesalzenen Eiweißeinheiten* unterschieden. Letztere enthalten pro 1 EWE etwa 1 Gramm Kochsalz und dürfen daher bei strenger erforderlicher Kochsalzeinschränkung nicht verwendet werden.
Werden vom Arzt mehrere Eiweißeinheiten verordnet, sollen diese gleichmäßig über den Tag verteilt eingenommen werden.
Von den erlaubten Eiweißeinheiten wird jeweils eine EWE als ein Ei in beliebiger Zubereitungsform (weiches Ei, Spiegelei, Bouillon mit Ei, Salzburger Nockerln u. a.) verzehrt. Die Zufuhr eines Eies garantiert wegen seiner hohen biologischen Wertigkeit bei einer streng eiweißarmen Diät die ausreichende Zufuhr essentieller Aminosäuren. Nahrungsmittel mit relativ hohem Gehalt an *nicht-hochwertigem* (pflanzlichem) *Eiweiß* wie Brot und Mehlspeisen müssen insbesondere bei strenger Eiweißeinschränkung im Diätplan ausgeklammert werden. Einen Ersatz für eiweißreiche Getreideprodukte bieten *Aprotenteigwaren* (eiweißarme Teigwaren) und aus *Maizena*

(Deutsche Maizena-Werke), aus *eiweißarmem* Fertigmehl oder *eiweißarmem, glutenfreiem* Mehl zubereitetes *Spezialbrot* und *Spezialgebäck* (Zubereitung siehe Seite 60).
Der Eiweißgehalt dieser pflanzlichen Nahrungsmittel kann auf diese Weise auf ein Zehntel reduziert und in der Eiweißberechnung der Diät vernachlässigt werden (Tabelle 6).

2.2 Kochsalzzufuhr

Die tägliche Kochsalzzufuhr wird vom behandelnden Arzt festgelegt. Werden gesalzene Eiweißeinheiten in der Diät erlaubt, so muß für eine gesalzene EWE etwa 1 g Kochsalz veranschlagt werden. Zur leichteren Handhabung der Rezepte, wurden die gesalzenen EWE in den Menüs besonders gekennzeichnet.
Kochsalzersatzmittel weisen meist einen hohen Kaliumgehalt auf und sollten daher erst nach Rücksprache mit dem Arzt verwendet werden.
Gewürzsalze wie z. B. Selleriesalz oder Kräutersalz sind Erzeugnisse der Lebensmittelindustrie mit mehr als 50% Kochsalz und 30% gemahlenen Gewürzen (Würzkräuter und Sellerieknollen) und sollen daher bei erforderlicher Kochsalzeinschränkung keine Verwendung finden.
Einen *hohen Kochsalzgehalt* weisen ferner auf: Senf, Tomatenketchup, Tomatenmark in Dosen und Tuben, Maggi, Sardellen, Kapern oder fertige Würzsoßen wie Worcestersoße oder fertige Salatsoßen (siehe auch Tabelle 8).
Zur schmackhafteren Speisenzubereitung stehen jedoch eine Reihe von *Gewürzen, Würzen* und *Würzkräutern* zur Verfügung. Scharfe Gewürze, wie Chillie, Cayenne-Pfeffer, natriumarmer Curry und Pfeffer sind in mäßigen Mengen erlaubt. Alle übrigen Gewürze und Würzkräuter können reichlich verwendet werden (siehe *Würztabelle,* Tabelle 14). Speck und saure Sahne sind auch bei strenger Eiweißeinschränkung in kleinen Mengen nicht verboten (10 g pro Tag bzw. 1 Eßlöffel pro Tag).
Bei der diätetischen Natriumzufuhr müssen nicht nur die salzhaltigen Speisen, sondern auch die natriumhaltigen *Getränke (Mineralwässer)* in Betracht gezogen werden. Wegen des unterschiedlichen

Natriumgehaltes verschiedener Erzeugnisse wurde der Elektrolytgehalt gebräuchlicher Getränke (siehe Tabelle 15) tabellarisch zusammengefaßt.

2.3 Kaliumzufuhr und Kaliumeinheit (KE)

Da bei weit fortgeschrittenem Nierenleiden meist auch Störungen im Kaliumhaushalt vorliegen und somit auch eine *genormte Kaliumzufuhr* mit der Diät erforderlich ist, wurden zur leichteren Berechnung kaliumreichere Nahrungsmittel wie Gemüse und Obst in *Kaliumeinheiten (KE)* in einer *Kaliumaustauschtabelle* (Tabelle 10) angeführt. Diejenige Nahrungsmittelmenge, die 200 mg (oder 5 mval) Kalium enthält, wird als eine *Kaliumeinheit* (1 KE) bezeichnet. Die als KE berechneten Nahrungsmittel können untereinander in den angegebenen Mengen ausgetauscht werden. Der durchschnittliche Kaliumgehalt der streng eiweißarmen Diät mit den vorgeschlagenen 7 KE beträgt etwa die Hälfte der Kaliummenge einer Normalkost. Die Kaliumzufuhr kann je nach Verordnung des Arztes durch Weglassen einer oder mehrerer Kaliumeinheiten in den vorgeschlagenen Menüs noch weiter eingeschränkt werden.

Kaliumgehalt und *Zubereitungsart* der Nahrungsmittel: Bei der Kaliumberechnung ist besonders darauf zu achten, daß sich der Kaliumgehalt der Nahrungsmittel durch verschiedene Zubereitungsarten (Einlegen in Wasser, Dosengemüse und Dosenobst, tiefgekühltes Gemüse und Obst) beträchtlich ändert:

Der Kaliumgehalt von *Frischgemüse* und *Frischobst* ist aus Tabelle 10 ersichtlich.

Durch längeres Liegen der Gemüse- und Obstsorten in Wasser geht ein Teil des Kaliums (und des Eiweißes) der Nahrungsmittel in die Flüssigkeit über. Bei Nichtverwenden der Flüssigkeit kann dadurch die Kaliumzufuhr vermindert und somit mehr vom Nahrungsmittel pro Kaliumeinheit verzehrt werden. Bei Frischgemüse wird auf diese Weise der Kaliumgehalt um etwa $^2/_3$ seines Ausgangswertes (!) herabgesetzt. Gemüse und Kartoffeln werden 2 Stunden in Wasser gelegt und dann mit der achtfachen Menge frischen Wassers kernweich gekocht; das Kochwasser abgießen, fertig dünsten oder kochen. Die in den Speiseplänen angegebenen Kartoffelspeisen (außer Kartoffelteig) wurden ausschließlich auf diese Art zubereitet.

Dosengemüse und *Dosenobst* zeigen einen Kaliumverlust von 40 bis 75% gegenüber Frischgemüse und Frischobst. Da Dosengemüsesorten meist gesalzen sind, können sie bei verordneter Kochsalzrestriktion nicht verwendet werden (siehe Tabelle 12).
Bei *Konservierung* von Gemüse *ohne Kochsalz* im eigenen Haushalt ließen sich ebenso niedrige Kaliumwerte wie bei Dosengemüse unter Nichtverwendung des Konservenwassers erreichen.
Bei *tiefgekühltem Obst* wie Erdbeeren und Himbeeren verändert sich der Kaliumgehalt nicht. Bei *Steinobstsorten* wie Aprikosen (Marillen), Pfirsichen, Kirschen, ebenso tiefgekühlten *Gemüsesorten* wie Schnittbohnen, Blumenkohl (Karfiol) und Spinat ist ein Auslaugverlust durch Waschen und Blanchieren von etwa 25 bis 30% zu erwarten (Tabelle 13). Keinen Kaliumverlust weist hingegen tiefgekühlter Spargel auf.

2.4 Flüssigkeitszufuhr

Die tägliche Flüssigkeitszufuhr wird vom behandelnden Arzt auf Grund der täglichen Flüssigkeitsausscheidung des Patienten festgelegt. Die zugeführte Flüssigkeitsmenge resultiert aus dem in den festen Speisen enthaltenen Wasser (etwa 1000 ml pro 1250 g feste Speisen pro Tag) und aus den Trinkmengen (von Suppen, Getränken, Kompotten u. a.). Außer der Flüssigkeitsmenge ist vor allem auch der Elektrolytgehalt der zuzuführenden Flüssigkeit zu berücksichtigen. Bei erforderlicher Kochsalzrestriktion sind stark natriumhaltige Mineralwässer verboten, desgleichen Fleischbrühen und Fertigsuppen mit hohem Salzgehalt (Tabelle 8). Fruchtsäfte sind wegen ihres hohen Kaliumanteiles bei verordneter kaliumarmer Diät strikt zu meiden (siehe auch Tabelle 8).

3. Eiweißgenormte Diäten
Richtlinien für den Arzt und Diätassistenten

3.1 Streng eiweißarme Diät mit 2 Eiweißeinheiten (2 EWE)

Die Diät enthält etwa 21 g *Eiweiß,* das sich zu $^2/_3$ aus biologisch hochwertigem (tierischem und Kartoffel-) Eiweiß und zu einem Drittel aus nicht-hochwertigem (pflanzlichem) Eiweiß zusammensetzt. Wenn anstatt der üblichen Mehl- und Teigwaren Spezialbrot

Tabelle 3. Gehalt essentieller Aminosäuren in der streng eiweißarmen Diät (berechnet nach Sos).

Essentielle Aminosäuren	Isoleucin	Leucin	Valin	Methionin + Zystin
berechnet nach J. Sos	1,09	1,41	1,18	0,87
Unterlagen der FAO[a]	1,00	1,52	1,12	0,75
Minimum nach J. Sos	0,7	1,1	0,8	1,1

Essentielle Aminosäuren	Phenylalanin + Tyrosin	Threonin	Tryptophan	Lysin
berechnet nach J. Sos	1,57	0,72	0,22	1,09
Unterlagen der FAO[a]	1,61	0,84	0,24	1,33
Minimum nach J. Sos	1,1	0,5	0,25	0,8

[a] FAO: Nutritional Studies: Amino-Acid content of foods and biological data on proteins. Food and Agriculture Organization of the United Nations, Rome, 1970.

aus eiweißarmem Mehl und eiweißarme Teigwaren (Aprotenteigwaren) verwendet werden (siehe Seite 8), resultieren 6 bis 7 Gramm nicht-hochwertigen Eiweißes fast zur Gänze aus pflanzlichen Kalorienträgern, wie Gemüse und Obst.

Von den beiden in den Tageskostplänen (Rezepte siehe Seite 36 bis 59) verwendeten Eiweißeinheiten besteht eine EWE immer aus einem Ei in beliebiger Zubereitungsform.

Der Gehalt an essentiellen Aminosäuren liegt bei dieser Diät trotz des niedrigen Eiweißgehaltes mit Ausnahme der Aminosäure Methionin über dem geforderten Minimum des Tagesbedarfes (siehe Tabelle 3). Nach den bisherigen Erfahrungen hat jedoch ein medikamentöser Methioninzusatz bei streng eiweißarmen Diäten keine Vorteile gezeigt.

Die täglich zugeführten Kalorien (durchschnittlich 2450 Kalorien) werden zu 3,7% von Eiweiß, zu 38,4% von Fett und zu 57,8% von Kohlenhydraten gedeckt. Zwecks Erhöhung der Kalorienzufuhr um weitere 700 bis 1000 Kalorien täglich müssen eiweißarme Kalorienträger wie Aprotenteigwaren (eiweißarme Teigwaren), Honig, Nährbier u. a. (siehe Tabelle 9) herangezogen werden. Auf eine ausreichende Kalorienzufuhr (etwa 40 bis 45 Kalorien pro kg Körpergewicht) muß unbedingt geachtet werden, da es nicht sinnvoll erscheint, eine Besserung der blutchemischen Befunde durch einen Zustand der chronischen Unterernährung zu erzielen. Als wesentliche Parameter für eine anabole Stoffwechsellage gelten ein Anstieg der Serumalbuminkonzentration und eine echte Gewichtszunahme unter Berücksichtigung des Hydratationszustandes. Wird der Katabolismus nicht überwunden, so muß die Kalorienzufuhr weiter gesteigert und eventuell eine dritte Eiweißeinheit der Diät zugelegt werden. Da bei der weit fortgeschrittenen Niereninsuffizienz meist eine Natriumrestriktion erforderlich ist, wird der *Natriumgehalt* der Diät äußerst gering gehalten (15 mval Natrium, < 1 g NaCl).

Der *Kaliumgehalt* der Diät beträgt bei 7 erlaubten Kaliumeinheiten durchschnittlich nur 1,6 g K (bzw. 42 mval K).

Wegen der diätetisch bedingten niedrigen Vitamin B-Zufuhr müssen diese Vitamine in Form von Vitamin B-Komplexpräparaten unbedingt medikamentös ersetzt werden. Bei fehlender Vitamin B-Substitution wurden in der Literatur wiederholt Vitaminmangelsymptome bei derartigen, streng eiweißarmen Diätformen beschrieben. Der niedrige Eisengehalt der Diät sollte durch medikamentöse Eisengaben ausgeglichen werden. Da bei chronischer Niereninsuffizienz meist auch eine renale Phosphatretention besteht, ist der geringe diätetische Phosphatanteil erwünscht. Eine Kalzium- und Vitamin-D-Substitution sollte wegen der relativ aufwendigen Kontrollmethoden des Kalziumstoffwechsels und wegen der Gefahr von metastatischen Gefäß- und Weichteilverkalkungen nur einer Klinik vorbehalten sein.

3.2 Eiweißgenormte Diäten mit 35 g, 40 g und 50 g Eiweiß

Bei diesen Diätformen können – angepaßt an die noch vorhandene Nierenfunktion – mehr Eiweißeinheiten in die Diät einbezogen werden. Von den gewünschten täglichen Eiweißmengen sollen wiederum $^{2}/_{3}$ der Gesamtmenge durch biologisch hochwertiges Eiweiß (berechnet in EWE) gedeckt werden. Das ergibt bei einer 35 g Eiweißdiät 3 EWE, bei einer 40 g Eiweißdiät 4 EWE und bei einer 50 g Eiweißdiät 5 EWE. Wenn übliche Eßgewohnheiten vorausgesetzt werden können, resultiert dann ungefähr ein Drittel der Gesamteiweißmenge aus biologisch nicht-hochwertigem, pflanzlichem Eiweiß. Besteht sehr guter Appetit oder aber vermehrter Kalorienbedarf, sollten auch bei diesen eiweißgenormten Diäten Spezialbrot aus eiweißarmem Mehl und Nahrungsmittel aus Aprotenteigwaren (eiweißarmen Teigwaren) herangezogen werden.
Der Kaloriengehalt der in der Rezeptsammlung angegebenen Menüs beträgt durchschnittlich 2200, 2350 bzw. 2300 Kalorien pro Tag. Der Kochsalzgehalt schwankt zwischen 1,5 und 3 g NaCl, so daß auch unter diesen genormten Eiweißdiäten unter Ausklammerung kochsalzhaltiger Eiweißeinheiten einer eventuell erforderlichen strengen Natriumrestriktion Rechnung getragen werden kann.

3.3 Dialysediät (Eiweißgenormte Diät mit 0,8 g biologisch hochwertigem Eiweiß pro kg Körpergewicht)

Seit der Einführung der chronisch intermittierenden Dialysebehandlung ist es möglich, Patienten mit terminaler Niereninsuffizienz am Leben zu erhalten. Die erforderlichen Dialysen werden 2- bis

3mal wöchentlich (16 bis 22 Stunden pro Woche bei Verwendung von Spulendialysatoren und 20 bis 32 Stunden bei Einsatz von Plattennieren) durchgeführt.

Eiweißzufuhr. Da die Ausscheidung giftiger stickstoffhaltiger Substanzen beim Patienten des chronischen Dialyseprogrammes bis zu einem gewissen Grad von der Dialyseapparatur übernommen wird, kann die diätetische Eiweißzufuhr freier erfolgen als beim nichtdialysierten chronisch Nierenkranken mit weit fortgeschrittener Niereninsuffizienz. Bei der Festlegung der erlaubten Eiweißzufuhr ist aber zu berücksichtigen, daß einerseits im dialysefreien Intervall ein zu starker diätetisch bedingter Reststickstoffanstieg zu vermeiden ist und andererseits während der Einzeldialysen auftretende Verluste essentieller Aminosäuren, die in der Größenordnung von etwa 2 g Aminostickstoff[1] liegen, durch eine entsprechende Eiweißzufuhr kompensiert werden müssen.
In Anlehnung an die Angaben anglo-amerikanischer Autoren, die den Effekt von Diäten mit verschiedenem Eiweißgehalt bei Dialysepatienten untersuchten, wurde eine den mitteleuropäischen Eßgewohnheiten angepaßte Diät mit 0,8 g hochbiologischem Eiweiß pro kg Körpergewicht ausgearbeitet. Die Verwendung von Eiweißeinheiten (EWE, Definition siehe Seite 8) garantiert auch bei dieser Diätform die ausreichende Zufuhr von biologisch hochwertigem Protein. Die Anzahl der erlaubten EWE wird aufgrund des Körpergewichtes errechnet: Für Patienten mit einem Körpergewicht unter 40 kg werden 5 EWE, für die Gewichtsklassen: 40 bis 50 kg 6 EWE, 50 bis 60 kg 7 EWE und 60 bis 70 kg 8 EWE in den Tageskostplan einbezogen. Ähnlich wie bei den anderen Nierendiätformen wird auch bei der Dialysediät täglich eine EWE von einem Ei bereitgestellt; die übrigen EWE werden gleichmäßig über den Tag verteilt eingenommen. Durch die Verwendung von Spezialbrot aus glutenfreiem, eiweißarmem Mehl und von eiweißarmen Teigwaren wird der biologisch nicht-hochwertige, pflanzliche Eiweißgehalt mit ca. 10% der Gesamtproteinmenge möglichst gering gehalten.

1 Dem Aminostickstoffgehalt einer streng eiweißarmen Diät mit 2 EWE entsprechend.

Kalorienzufuhr. Hauptkalorienträger sind Fett und Kohlenhydrate, die mit einem prozentualen Anteil von durchschnittlich 44% bzw. 47% eine optimale Kalorienzahl von ungefähr 48 bis 52 Kal. pro kg Körpergewicht bereitstellen.

Natriumzufuhr. Das Blutdruckproblem beim chronischen Dialysepatienten ist zumeist ein Natriumproblem, mit dem sich der Arzt wegen der in der Mehrzahl der Dialysepatienten bestehenden Natriumretention bei Oligurie oder Anurie auseinandersetzen muß. Eine wirksame blutdrucksenkende Maßnahme, die nur bei einem kleineren Prozentsatz des Patientengutes versagt, stellt der forcierte Natriumentzug durch die Verwendung von hypoosmolaren Spüllösungen (Natrium: 130 mval/l) während der Routinedialysen dar. Auf diese Weise gelingt es, in den meisten Fällen den Blutdruck in normalen Grenzen zu halten. Durch den akuten Kochsalzentzug können mitunter während der Dialysen Wadenkrämpfe, Kopfschmerzen und Erbrechen beobachtet werden. An höhere, für den Patienten weniger belastende Natriumspüllösungskonzentrationen kann gedacht werden, wenn es gelingt, die diätetische Kochsalzzufuhr im Intervall an den dialysefreien Tagen auf ein Minimum herabzusetzen. Der mittlere Kochsalzgehalt der angeführten Kostzusammenstellungen für die Dialysediät beträgt etwa 2 Gramm Kochsalz. Dieser kann durch Austausch einer gesalzenen durch eine ungesalzene EWE um ein weiteres Gramm reduziert werden.

Kaliumzufuhr. Der Kaliumgehalt der Diät beträgt durchschnittlich 47 mval (etwas mehr als die Hälfte des Kaliumgehaltes einer Normalkost). Bei dieser diätetischen Kaliumeinschränkung und bei Verwendung kaliumarmer Spülflüssigkeiten (Kalium: 1,9 bzw. 2,0 mval/l) wird das Serumkalium erfahrungsgemäß unter 6,0 mval/l und somit unter dem klinisch gefährlichen Bereich der Hyperkaliämie gehalten. Bei schweren interkurrenten Dialysekomplikationen (wie Sepsis, kardialer Dekompensation, Katabolismus, Perikarditis), die in der Regel auch zu einer vermehrten endogenen Kaliumabgabe ins Blut führen, kann durch Ausklammerung der in den Menüvorschlägen angegebenen Kaliumäquivalenzmengen aus Obst und Gemüse (siehe Kaliumaustauschtabelle, Seite 25, 26, 29) die Kaliumzufuhr noch um 1 g entsprechend 5 KE (bzw. 25 mval K) reduziert werden.

Flüssigkeitszufuhr. Bei der Erstellung einer Flüssigkeitsbilanz (siehe Seite 6) bzw. bei der Festlegung der erlaubten Trinkmenge muß der Wassergehalt der festen Speisen von durchschnittlich 840 ml pro die berücksichtigt werden. Wenn eine Oligurie oder Anurie vorliegt, ist eine Einschränkung der Trinkmenge auf etwa 500 ml täglich erforderlich. Die Gewichtsschwankungen vor und nach den Einzeldialysen bzw. im dialysefreien Intervall halten sich dann in für den Patienten klinisch tolerierbaren Grenzen.

4. Eiweißgenormte Diäten
Richtlinien für den Patienten

4.1 Streng eiweißarme Diät mit 2 Eiweißeinheiten (2 EWE)

Es werden täglich 2 Eiweißeinheiten (2 EWE) im Diätplan verwendet. Davon muß eine EWE als ein Ei verzehrt werden (siehe Seite 8). Ein günstiger diätetischer Effekt ist bei einer derartigen Eiweißeinschränkung nur dann gegeben, wenn die Zufuhr von pflanzlichem Eiweiß möglichst eingeschränkt wird (siehe Diätanleitung, Seite 8).
Der Kochsalzgehalt der Diät beträgt durchschnittlich etwa 1 g NaCl, wenn die 2. EWE von einer nichtgesalzenen EWE der Eiweißaustauschtabelle bereitgestellt wird.

Zusätzlich zu den Tagesmenüs (Speisepläne, siehe Seite 36-59)
dürfen pro Tag noch verzehrt werden:
2 Frühstücksportionen Marmelade (à 30 g)
1 bis 2 Portionen klare Rind- und Hühnersuppe
2 bis 3mal wöchentlich 50 g Reis (roh gewogen)
selbst zubereitete Mayonnaise (Rezept Nr. 73, 74)
50 g Himbeersirup.

Unberechnet, d. h. ohne Einschränkung wegen ihres geringen Eiweiß-, Natrium- oder Kaliumgehaltes sollen die in der Tabelle 9 angeführten Nahrungsmittel als Kalorienspender verwendet werden. Bei Getränken muß allerdings die erlaubte Flüssigkeitsmenge berücksichtigt werden.
Verboten, entweder wegen des hohen Eiweißgehaltes oder wegen des hohen Mineralanteiles (Natrium, Kalium), sind die in der Tabelle 8 angegebenen Nahrungsmittel. Falls der tägliche Kalorien-

bedarf (laut Angabe des Arztes) nicht gedeckt werden kann, müssen zusätzliche Speisen zum Kalorienanreichern (Seite 61, 62) herangezogen werden.

4.2 Eiweißgenormte Diäten mit 35 g, 40 g und 50 g Eiweiß

Unter einer normalen, gemischten Kost wird ein Eiweißkonsum von etwa 1 bis 1,2 g pro kg Körpergewicht und Tag erreicht (bei 70 kg Körpergewicht etwa 70 g Eiweiß). Liegt eine weiter fortgeschrittene Funktionseinschränkung der Niere vor, können vom Arzt je nach der noch vorhandenen Nierenleistung 35 g, 40 g oder 50 g Eiweiß diätetisch verordnet werden. Sollen $^{2}/_{3}$ der gesamten zugeführten Eiweißmenge durch biologisch hochwertiges Eiweiß gedeckt werden (siehe Seite 8), müssen bei einer Eiweißeinschränkung auf 35 g Eiweiß: 3 EWE, auf 40 g Eiweiß: 4 EWE und auf 50 g Eiweiß: 5 EWE gegessen werden (siehe Tabelle 4).

Tabelle 4. Anzahl der erlaubten EWE und deren Verteilung über den Tag bei einer 35 g-, 40 g- und 50 g-Eiweißdiät.

Eiweißmenge pro Tag	Anzahl EWE	Verteilung der EWE über den Tag		
		1. Frühstück	Mittagessen	Abendessen
35 g	3	1 EWE	1 EWE	1 EWE
40 g	4	1 EWE	2 EWE	1 EWE
50 g	5	1 EWE	2 EWE	2 EWE

Werden mäßig große bis durchschnittliche Eßgewohnheiten vorausgesetzt, wird die empfohlene Eiweißmenge durch die Einstellung auf die entsprechende EWE-Anzahl und durch freien Verzehr pflanzlicher Nahrungsmittel erreicht. Bei größerem Konsum und Appetit soll die eine oder die andere Brot- oder Beilagenmahlzeit durch eiweißarmes Spezialbrot oder -gebäck oder durch eiweißarme Teigwaren, die nur Spuren von Eiweiß enthalten, ersetzt werden. Nahrungsmittel pflanzlicher Herkunft, die reichlich biologisch nichthochwertiges Eiweiß enthalten (Tabelle 6) sollen nicht verzehrt werden. Hingegen sind Nahrungsmittel, die in Tabelle 9 wegen ihres geringen Eiweißgehaltes angeführt sind, *unberechnet* erlaubt.

Wenn außer der Eiweißeinschränkung auch eine Kochsalzeinschränkung erforderlich ist, muß bei nicht selbst gebackenen Brotwaren

auch deren Kochsalzgehalt berücksichtigt werden. Dieser beträgt pro 1 gesalzenes Gebäck, 1 Grahambrötchen oder 50 g Schwarzbrot je rund $^{1}/_{2}$ g Kochsalz.
Die Berechnung der Kaliumzufuhr in Kaliumeinheiten (siehe Seite 10) an Hand der Kaliumaustauschtabelle (siehe Tabelle 10) ist vorteilhaft, falls vom behandelnden Arzt auch eine diätetische Kaliumeinschränkung empfohlen wird.

4.3 Dialysediät (Eiweißgenormte Diät mit 0,8 g biologisch hochwertigem Eiweiß pro kg Körpergewicht)

Da während der Dialysen wichtige Eiweißbestandteile (essentielle Aminosäuren) verloren gehen, wird der Patient diätetisch auf ein bestimmtes Mindestmaß von Eiweißeinheiten (EWE) eingestellt.
Die Anzahl der vom Arzt verordneten EWE richtet sich vornehmlich nach dem Körpergewicht:

	Gewicht in kg				
	unter 40	40–50	50–60	60–70	über 70
EWE	5	6	7	8	9

Die erlaubten EWE sollen auf mehrere kleinere Mahlzeiten verteilt während des Tages eingenommen werden (z. B.: Diät mit 7 EWE: 1. Frühstück: 1 EWE, 2. Frühstück: 1 EWE, Mittag: 2 EWE, Nachmittag (Jause): 1 EWE, Abendessen: 2 EWE).
Die Aufnahme von nicht-hochwertigem, pflanzlichem Eiweiß muß auch beim Dialysepatienten möglichst eingeschränkt werden. Um den erhöhten Reststickstoff, der als Maß für die retinierten sogenannten Urämiegifte aufgefaßt werden kann, in möglichst tolerierbaren Grenzen zu halten, empfiehlt sich auch beim Dialysepatienten die Verwendung von eiweißarmem Spezialbrot und eiweißarmen Teigwaren (Aprotenteigwaren) (siehe Seite 8). Spezialbrot und Spezialnudeln können als Beilagen bzw. Kalorienspender in beliebigen Mengen verzehrt werden. Ein bis zweimal wöchentlich ist eine zusätzliche Portion Reis erlaubt.
In den Menüvorschlägen (Seite 90 bis 113) wurden ausgewähltere, seltener rezeptierte Gerichte zusammengestellt. Selbstverständlich

können Rezepturen aus den Tageskostplänen der anderen eiweißgenormten Diäten unter Berücksichtigung der erlaubten EWE in die Dialysediät übernommen werden.
Wenn eine strenge Natriumrestriktion – beispielsweise auf Grund noch vorhandener größerer Harnmengen – nicht erforderlich ist, werden vom behandelnden Arzt je nach der täglichen Natriumausscheidung mehrere gesalzene Eiweißeinheiten erlaubt.
Wegen der geringen bis fehlenden Kaliumausscheidung wird die Diät möglichst kaliumarm gehalten. Es sollten nicht mehr als 5 Kaliumeinheiten täglich an Obst, Gemüse oder Kartoffeln verzehrt werden. Wenn es nicht gelingt, unter einer kaliumgenormten Diät mit 5 KE den Kaliumserumspiegel in einem für den Patienten nicht bedrohlichen Niveau zu halten, werden vom Arzt auch die als Kaliumeinheiten angeführten Nahrungsmittel noch weiter eingeschränkt bzw. verboten. Wird von einer Speise gleichzeitig eine EWE und eine KE bereitgestellt (z. B. Wurst-, Gemüsesalat, Fruchtjoghurt), so muß dann jene durch eine andere Speise, die nur als EWE berechnet wird, ersetzt werden.
Verboten ist der Verzehr von Nahrungsmitteln der Tabelle 8.
Erlaubt in unberechneten Mengen ist der Verzehr von Nahrungsmitteln der Tabelle 9.

5. Nahrungsmittel(austausch)tabellen, Rezepte und Menüvorschläge[1]

5.1 Eiweiß-Austauschtabelle

Als Eiweißeinheit (EWE) werden nur Nahrungsmittel berechnet, die biologisch hochwertiges Eiweiß liefern. Die angegebenen Mengen der Nahrungsmittel entsprechen in ihrem Eiweißgehalt jeweils dem Eiweißgehalt eines Eies (= 7 g Eiweiß). Diese Eiweißmenge wird als 1 Eiweißeinheit (EWE) bezeichnet.[2]

Tabelle 5

1 EWE entsprechen:			
Ungesalzene Eiweißeinheiten		Gesalzene Eiweißeinheiten	
g	Nahrungsmittel	g	Nahrungsmittel
1	Ei	55	Leberwurst
2	Eidotter	55	Mettwurst
2	Eiklar	55	Mortadella
70	Kalbshirn	55	Leberkäse
55	Kalbsherz	55	Knackwurst
50	Schweinefleisch, fett	55	Bratwurst
40	Schweinefleisch, mittelfett	50	Frankfurter Würstchen
40	Hammelfleisch	50	Leberpastete

1 In Österreich gebräuchliche Bezeichnungen für verschiedene Speisen bzw. Nahrungsmittel wurden in Klammern gesetzt.

2 Die Nahrungsmittel wurden roh, kochfertig (enthäutet, ohne Knorpel, ohne Knochen) gewogen.
Speisen der Nahrungsmittelindustrie wie z. B. Wurst, Käse wurden genußfertig hergerichtet gewogen.
Für gebratene oder gekochte Fleischspeisen sind 25% Kochverlust abzurechnen (1 EWE rohes Kalbfleisch = 35 g, 1 EWE gebratenes Kalbfleisch = 27 g).
Für 1 gesalzene Eiweißeinheit ist 1 g Kochsalz anzurechnen.

Ungesalzene Eiweißeinheiten	Gesalzene Eiweißeinheiten
40 Kalbsniere	40 Salami
40 grüne Kalbszunge	40 Plockwurst
40 Kalbsbries (Kalbsmilch)	35 Schinken
35 Rindfleisch	40 Matjeshering
35 Kalbfleisch	35 geräucherte Makrele
35 Kalbsleber	30 geräucherter Bückling
35 Rindermilz	30 Schillerlocken
40 Ente	30 Ölsardinen, abgetropft
35 Brathuhn	25 Kaviar
30 Hühnerleber	50 Schmelzkäse 60% F. i. T.
40 Scholle	45 Schmelzkäse 45% F. i. T.
35 Forelle	40 Camembert 50% F. i. T.
230 Vollmilch	30 Emmentaler
230 saure Milch	30 Edamer
230 Joghurt	
230 Kaffeesahne (Kaffeeobers)	
200 Buttermilch	
100 Kondensmilch, gezuckert	
85 Kondensmilch, ungezuckert	
55 Quark (Topfen), 20% F. i. T.	
50 Quark (Topfen), 40% F. i. T.	
50 Gervais, 60% F. i. T.	
45 Quark (Topfen), 10% F. i. T.	

5.2 Eiweißgehalt verschiedener pflanzlicher Nahrungsmittel

Tabelle 6

Nahrungsmittel	g Eiweiß
1 Gebäck	4
50 g Schwarzbrot	3
1 Portion Gemüse (150 g)	1–2
1 Portion grüner Salat (50 g)	0,5
1 Portion Kartoffeln (150 g)	3
1 Portion Reis (50 g roh gewogen)	3,5
1 Portion Teigwaren (50 g roh gewogen)	6,5
100 g Weizenmehl	12,1
100 g Weizengrieß	10,3
100 g Maizena	0,4
50 g eiweißarmes Spezialbrot (aus Fertigmehl)	0,3
1 Portion eiweißarme Teigwaren (50 g roh gewogen)	0
100 g eiweißarmes (glutenfreies) Mehl	3,8
100 g eiweißarmer (glutenfreier) Grieß	3,5

5.3 Küchenmaße gebräuchlicher Nahrungsmittel

Tabelle 7

10 g Mehl	1 gehäufter Kaffeelöffel
10 g Grieß	1 gehäufter Kaffeelöffel
10 g Puddingpulver	1 gehäufter Kaffeelöffel
10 g Zucker	1 gehäufter Kaffeelöffel
10 g Butter	1 gehäufter Kaffeelöffel
10 g Öl	2 Kaffeelöffel
50 g Reis (roh gewogen)	2 gehäufte Eßlöffel
50 g Hörnchen (roh gewogen)	$2^1/_2$ gehäufte Eßlöffel

5.4 Nahrungsmittel, die nicht verzehrt werden sollen

Tabelle 8. Nahrungsmittel oder Speisen, die entweder wegen ihres
○ hohen Gehaltes an biologisch nicht hochwertigem Eiweiß,
oder wegen ihres
– hohen Kaliumgehaltes,
oder wegen ihres
× hohen Kochsalzgehaltes
nicht verzehrt werden sollen.

○	–		Erdnüsse	○			Gelatine (Aspik)
○	–		Haselnüsse	○			Fruttadin (Tortengelee)
○	–		Kastanien	○			Weizenmehl
○	–		Kokosnuß	○			Getreidemehle
○	–		Mandeln	○			Weizengrieß
○	–		Pistazien	○	–		Weizenkeime
○	–		Paranüsse	○	–		Haferflocken
○	–		Walnüsse	○		×	Cornflakes
○	–		Erdnußpaste	○		×	Brot
○			Erbsen	○			Mehlspeisen
○	–		Linsen	○			Teigwaren
○	–		Bohnen		–		Kakao
○	–		Sojabohnen	○	–		Schokolade
○			Zuckermais			×	Fleischextrakte (Maggi)
	–	×	Tomatenketchup			×	Suppen-(Brüh-)würfel
○			Kohlsprossen			×	Fertigsuppen (Packerlsuppe)
		×	eingelegte Oliven			×	Corned beef
	–		Orangendicksaft				
	–		Dörrobst				
	–		Rosinen				

5.5 Nahrungsmittel, die unberechnet verzehrt werden können

Tabelle 9. Nahrungsmittel, die wegen ihres geringen Eiweiß-, Kalium- und Natriumgehaltes unberechnet verzehrt werden können.

Butter	Kaffee
Öl	Tee
Margarine	Kräutertee
Schmalz	Wein
eiweißarmes Brot	Sekt
eiweißarmes Gebäck	Kognak
eiweißarme (Aproten-) Teigwaren	Whisky
Maizena (Deutsche Maizena-Werke)	Bier
Puddingpulver	Nährbier
eiweißarmes (glutenfreies) Mehl	
eiweißarmer (glutenfreier) Grieß	
Zucker, Dextropur	
Süßstoffe	
Honig	
Fruchtkaramelbonbons (österr. Fruchtzuckerln)	
Butterkaramelbonbons (österr. Butterzuckerln)	
Fruchteis	

5.6 Kalium-Austauschtabelle für Frischgemüse und Frischobst[3]

Tabelle 10

1 Kaliumeinheit (KE) = 5 mval Kalium entspricht:

Gemüse		Obst	
g	Nahrungsmittel	g	Nahrungsmittel
140	Gurke	– 290	Heidelbeeren
110	Zwiebel	275	Preiselbeeren
100	Jägersalat (österr. Chinakohl)	195	schwarzer Johannisbeersaft (Ribiselsaft)
95	Paprika	170	roter Johannisbeersaft (Ribiselsaft)
– 95	Spargel		
90	Karottensaft		

3 Die Gemüse wurden roh, koch- oder genußfertig geputzt gewogen. Das Obst wurde geputzt und genußfertig (ohne Schale, ohne Kerne) gewogen.

Gemüse			Obst	
	90	Kopfsalat	165	Apfelsaft
	85	Weißkraut	155	Birne
	85	Kohlrüben	145	Apfel
–	85	Porree	145	Erdbeeren
	75	Aubergine	140	Quitten
	75	Rotkohl (Blaukraut)	140	Zitronensaft
	75	Radieschen	125	Himbeersaft
–	75	Schnittbohnen	125	Wassermelone
	70	Karotten	115	Himbeeren
	65	Rhabarber	115	Orange
	65	Sauerkraut	115	Orangensaft
	65	Tomate	115	Pflaumen
	60	Endiviensalat	110	Weintraubensaft
	60	Blumenkohl (Karfiol)	105	Grapefruit
	60	Rettich	100	Ananas
	60	Rote Beete (Rote Rüben)	100	Weintrauben
	60	Schwarzwurzeln	95	Stachelbeeren
	60	Sellerie	90	Mandarinen
	55	Artischocke	90	Pfirsiche
	50	Kürbis	85	Kirschen
	45	Krauskohl (österr. Broccoli)	80	Feigen
	45	Feldsalat (österr. Rapunzel)	80	rote Johannisbeeren (Ribisel)
	40	Champignons	70	Kokosnußmilch
	40	Pfifferlinge (österr. Eierschwammerln)	65	Aprikosen (Marillen)
	40	Kartoffeln	60	schwarze Johannisbeeren (Ribisel)
–	40	Petersilienwurzeln	55	Banane
–	35	Grünkohl (Kohl)	40	Avocado
	35	Meerrettich (Kren)		
	30	Spinat		
	20	Tomatenmark		

Symbole: – = Nahrungsmittel, die pro Kaliumeinheit 1,5 bis 2 g nicht-hochwertiges Eiweiß enthalten. Alle übrigen Nahrungsmittel enthalten pro Kaliumeinheit weniger als 1,5 g nicht-hochwertiges Eiweiß. (Ausnahme = Kartoffel).

5.7 Küchenmaße für Frischgemüse und Frischobst[4]

Tabelle 11

1 KE entspricht	
Gemüse	
Gurke	1 gehäufter Schöpflöffel
Zwiebel	1 gehäufter Schöpflöffel
Jägersalat (österr. Chinakohl)	1 normalgroße Portion
Paprika	1 große Frucht
Spargel	1 gestrichener Schöpflöffel
Karottensaft	schwach $^{1}/_{10}$ l
Kopfsalat	$^{1}/_{2}$ Kopfsalat
Weißkraut	1 gestrichener Schöpflöffel
Kohlrüben	1 gestrichener Schöpflöffel
Porree	1 gestrichener Schöpflöffel
Aubergine	$^{1}/_{2}$ Frucht
Rotkohl (Blaukraut)	1 schwach gestrichener Schöpflöffel
Radieschen	4 mittelgroße Stücke
Schnittbohnen	1 schwach gestrichener Schöpflöffel
Karotten	1 gestrichener Schöpflöffel
Rhabarber	$^{3}/_{4}$ Schöpflöffel
Sauerkraut	$^{3}/_{4}$ Schöpflöffel
Tomate	1 mittelgroße Tomate
Endiviensalat	1 normalgroße Portion
Blumenkohl (Karfiol)	1 gestrichener Schöpflöffel
Rettich	$^{1}/_{2}$ mittelgroßer Rettich
Rote Beete (Rote Rüben)	$^{3}/_{4}$ Schöpflöffel
Schwarzwurzeln	1 gestrichener Schöpflöffel
Sellerie	1 gestrichener Schöpflöffel
Artischocke	3 Artischockenböden
Kürbis	$^{3}/_{4}$ Schöpflöffel
Krauskohl (österr. Broccoli)	$^{3}/_{4}$ Schöpflöffel
Feldsalat (Österr. Rapunzel)	1 kleine Portion
Champignons	2 gehäufte Eßlöffel
Pfifferlinge (österr. Eierschwammerln)	2 gehäufte Eßlöffel
Kartoffel	2 gehäufte Eßlöffel
Petersilienwurzeln	2 gehäufte Eßlöffel
Grünkohl (Kohl)	schwach $^{1}/_{2}$ Schöpflöffel
Meerrettich (Kren)	1 gehäufter Eßlöffel
Spinat, tiefgekühlt	1 gehäufter Eßlöffel
Tomatenmark, tiefgek.	1 gestrichener Eßlöffel

4 Als Küchenmaße wurden ein normal großer Eßlöffel und ein Schöpflöffel mit 125 g verwendet.

Obst	
Heidelbeeren	2 gehäufte Schöpflöffel
Preiselbeeren	2 gehäufte Schöpflöffel
schwarzer Johannisbeersaft (Ribiselsaft)	schwach $^{2}/_{10}$ l
roter Johannisbeersaft (Ribiselsaft)	schwach $^{2}/_{10}$ l
Apfelsaft	gut 15 cl
Birne	1 mittelgroße Frucht
Apfel	1 großer Apfel
Erdbeeren	$1^{1}/_{2}$ Schöpflöffel
Quitten	2 Früchte
Zitronensaft	schwach 15 cl
Himbeersaft	$^{1}/_{8}$ l
Wassermelone	$^{1}/_{8}$ kg
Himbeeren	1 gehäufter Schöpflöffel
Orange	1 kleine Orange
Orangensaft	schwach $^{1}/_{8}$ l
Pflaumen	6 Stück
Weintraubensaft	gut $^{1}/_{10}$ l
Grapefruit	$^{1}/_{2}$ Frucht
Ananas	$1^{1}/_{2}$ Scheiben Kompott
Weintrauben	1 Schöpflöffel Früchte
Stachelbeeren	1 Schöpflöffel
Mandarinen	1 mittelgroße Frucht
Pfirsiche	1 mittelgroße Frucht
Kirschen	$^{3}/_{4}$ Schöpflöffel
Feigen	2 Stück grüne Früchte
rote Johannisbeeren (Ribisel)	$^{3}/_{4}$ Schöpflöffel
Kokosmilch	gut $^{1}/_{16}$ l
Aprikosen (Marillen)	2 mittelgroße Früchte
schwarze Johannisbeeren (Ribisel)	$^{1}/_{2}$ Schöpflöffel
Bananen	$^{1}/_{2}$ Schöpflöffel
Avocado	$^{1}/_{2}$ Frucht

Es wird empfohlen, wenn mit Küchenmaßen gearbeitet wird, die Nahrungsmittel, die 1 KE entsprechen, einige Male mit Hilfe des Küchenmaßes auszuwiegen. Die Gemüse wurden roh, geputzt und kleingeschnitten gemessen.

5.8 Kalium-Austauschtabelle für Dosengemüse und Dosenobst[5]

Tabelle 12

1 KE entspricht:

Dosengemüse		Dosenobst	
g	Nahrungsmittel	g	Nahrungsmittel
190	Spargel	295	Birnen
150	Champignons	260	Ananas
140	Karotten	185	Erdbeeren
135	Schnittbohnen	165	Pfirsiche
		165	Pflaumen
		140	Kirschen
		100	Aprikosen (Marillen)

5.9 Kalium-Austauschtabelle für tiefgekühltes Gemüse und Obst

Tabelle 13

1 KE entspricht:

tiefgekühltes Gemüse		tiefgekühltes Obst	
g	Nahrungsmittel	g	Nahrungsmittel
120	Schnittbohnen	160	Pfirsiche
85	Blumenkohl (Karfiol)	150	Kirschen
55	Spinat	85	Aprikosen (Marillen)

5 Der Kompottsaft bzw. die Konservierungsflüssigkeit darf nicht mitverwendet werden.

5.10 Würztabelle

Tabelle 14

	Backwaren	bel. Brötchen	Brotaufstriche	Brot	Eierspeisen	Fisch	Fischmarinaden	Faschiertes	Fleischspeisen	Fülle für Braten	Geflügel	Gemüse	Gulasch	Innereien	Kartoffelspeisen	Kräuterbutter	Kräutersoßen	Knödel	Kompott	Pilzgerichte	Reis	Rohkosten	Salate	Sauerkraut	Schmalz	Schweinsbraten	Suppen	Quarkaufstriche	Wild
Anis	×			×																									
Basilikum									×		×	×				×							×					×	
Beifuß											×															×			
Bohnenkraut						×		×	×			×		×		×						×							
Borretsch			×		×							×			×		×						×						
Brunnenkresse		×			×												×					×	×						
Cayennepfeffer			×				×		×																				
Curry		×	×			×			×		×									×	×								
Dillkraut			×		×	×						×			×					×		×	×						
Estragon			×		×	×	×		×	×	×	×					×			×			×						
Fenchel			×	×																			×						
Gewürznelken	×																		×		×								
Ingwer	×																		×										
Kapern						×			×	×													×						
Kerbelkraut		×	×						×	×						×	×					×						×	
Knoblauch								×	×																				
Koriander	×							×				×	×										×			×		×	
Meerrettich (Kren)									×														×						

Kümmel			×	×					×			×								×			×	×		×		×	
Liebstöckl		×						×											×		×	×					×		
Lorbeerblatt					×	×		×																					
Majoran							×	×	×		×		×	×															
Muskat	×						×	×			×			×															
Piment (Neugewürz)	×							×			×																		
Origano								×		×																			
Paprika		×		×				×				×							×			×					×		
Petersilie		×		×	×			×	×					×	×	×			×		×	×				×	×		
Pfeffer				×				×				×	×						×							×	×		×
Pfefferkörner						×		×											×							×			×
Pfefferminze				×				×																			×		
Rosmarin		×				×		×		×	×																		
Safran	×																			×									
Schnittlauch	×	×		×											×	×					×	×				×	×		
Senfkörner						×		×																					
Thymian						×		×			×	×	×	×							×	×					×		
Vanille	×																												
Wacholder						×	×				×		×										×						×
Zimt	×																	×											
Zwiebel	×	×				×	×	×			×	×	×				×		×		×	×	×	×	×	×	×		×
Essig					×	×						×							×		×	×							×
saurer Rahm								×	×		×	×	×						×		×	×					×		×
Speck				×	×		×	×			×		×						×			×	×						×
Pilze				×	×			×	×	×	×																		×
Wein											×								×										×
Zitronensaft				×	×						×					×		×	×		×	×							
Zucker	×										×							×			×	×							

5.11 Elektrolytgehalt verschiedener Getränke

Tabelle 15

1 Kilogramm enthält	K mval	Na mval
In Deutschland erhältliche Getränke:[a]		
Bad Neuenahrer Heilwasser (Apollinaris Brunnen)	0,6	13
Emser Kränchen	0,6	41,3
Fachingen	0,7	26,6
Germeter Antoniusquelle	0,3	15,6
Gerolsteiner Sprudel, Dolomit-Quelle	0,3	5,3
Göppinger Sauerbrunn	0,2	1,1
Niedernauer Römerquelle	1,04	0,07
Selters Sprudel, Augusta Viktoria	0,4	17,8
Selzerbrunnen	0,9	21,7
Wildunger Reinhardsquelle	0,6	0,07
In Österreich erhältliche Getränke:		
Almdudler Limonade	0,1	0,17
Gasteiner Tafelwasser	0,07	3,3
Gleichenberger Emmaquelle	0,8	46,9
Gleichenberger Konstantinquelle	1,05	46,9
Gleichenberger Johannisbrunnen	0,9	45,2
Peregrini Mineralwasser	0,21	7,8
Preblauer Heil- und Mineralwasser	0,7	46
Schallerbacher Gies	–	14,7
Sicheldorfer Mineralwasser	2,8	50
Thalheimer Mineralwasser	0,7	9,5
Vöslauer Tafelwasser	–	–
In der Schweiz erhältliche Getränke:[b]		
Eptinger	0,02	0,2
Henniez	0,1	0,1
Lostorf, Schwefelquelle	3,3	27,3
Lostorf, Gipsquelle	0,1	0,6
Passug, Helenenquelle	1,3	29,5
Passug, Ulricusquelle	1,1	89,1
Passug, Theophilquelle	0,1	1,3
Rhäzünser	0,2	8,6

[a] Angaben nach der „Grünen Liste“, 1960 und 1970, Verzeichnis diätetischer Lebensmittel, Herausgeber: Verband der diätetischen Lebensmittelindustrie e. V., Frankfurt/Main, Editio Cantor – Aulendorf/Württ und nach „Deutscher Bäderkalender“, Herausgeber: Deutscher Bäder Verband, Bonn.

Ca mg	Mg mg	Fe mg	Cl mg	SO_4 mg	HCO_3 mg
78	87	7	61	65	1342
56	47	1,6	512	50	2041
122	53	1,95	750	65	1950
363	76	0,6	717	464	647
380	131	–	33	28	2067
390	39	2,5	7	36	1428
359,7	73,9	1,82	19,4	57,1	1429
147	62	0,1	364	11	1249
506	72	–	771	66	1885
176	73	4,9	12	59	868
130	10	–	25	–	–
20	0,9	–	26	130	57
103	80	2	605	90	2493
142	124	1	1095	58	3969
199	117	7	302	–	3533
271	71	–	301	711	2531
336	213	–	39	77	4834
10	7	–	120	2	787
167	83	–	460	–	3411
399	86	1	261	484	1250
99	39	–	17	144	314
308	21,9	–	2	694	176
99	15	–	6	9	365
154	44	2	986	302	445
215	49	–	10	540	246
414	91	–	131	143	3261
207	109	11	498	144	5731
316	21	1	7	46	1120
287	18	4	23	268	1145

[b] Angabe des Verbandes Schweizerischer Mineralquellen, Seilergraben 61, CH–8006 Zürich, Schweiz.

5.12 Verzeichnis der Rezepte für die streng eiweißarme Diät mit 2 EWE

Speisen	EWE	KE	Seite	Rezept-nummer
Suppen				
Hühnereinmachsuppe mit Nudeln	1	1	57	55
Kartoffelsuppe		2	51	36
Leberreissuppe	1		43	19
Spargelcremesuppe	1		39	9
Tomatensuppe mit Brotwürfeln		2	39	6
Hauptspeisen, warm				
Champignonomelette	1	2	53	41
Eierhörnchen	1		51	37
Gefüllte Kartoffellaibchen	1	2	55	46
Gefüllte Paprika mit Tomatensoße	1	3	47	26
Gemüsepfannkuchen (-palatschinken)	1	3	41	14
Geröstetes Hirn	1		45	21
Grenadiermarsch (österr. Nationalspeise)	1	2	47	28
Kartoffelgulasch mit Würsteln	1	3	59	59
Kartoffelpudding	1	2	43	17
Kartoffelpuffer	$^1/_2$	3	41	12
Käsehörnchen	1		41	15
Krautfleisch	1	2	49	34
Krautstrudel	1	3	53	43
Mailänder Hörnchen	1	1	59	58
Pasta à sciuta	1	2	45	24
Pochiertes Ei	1		49	35
Reisfleisch	1		51	38
Quarkhörnchen (Topfenhörnchen)	1		37	2
Wurstkartoffeln	1	2	49	31
Hauptspeisen, kalt				
Curryei, garniert	1	1	55	48
Ei – grüner Salat – Tomatensalat	1	2	45	23
Fischsalat	1	1	47	30
Garnierte Eierbrötchen	1	1	49	33
Hörnchensalat	1	1	59	60
Schinkenrolle garniert	1	2	39	8
Zigeunersalat	1	4	37	4
Hauptspeisen, süß				
Apfelreis		1	55	50
Apfelstrudel		2	43	20
Biskuitomelette	1		57	54
Gebackene Apfelspalten	1	1	47	29
Grießpudding	1		37	5
Kaiserschmarren	$1^1/_2$		47	27

Speisen	EWE	KE	Seite	Rezept-nummer
Obstknödel	$^{1}/_{2}$	3	39	10
Pfannkuchen (Palatschinken)	1		39	7
Salzburger Nockerln	$1^{1}/_{2}$		41	13
Zwetschgenauflauf	1	2	45	25
Süßspeisen, Obstspeisen				
Apfelgrütze		1	59	56
Fruchtbecher		1	43	16
Orangensalat		1	41	11
Pfirsichbowle		1	51	40
Baisergebäck (österr. Spanische Winde)	1		53	45
Weinchaudeau mit Schneenockerln	1		57	53
Gemüse, Salate, Beilagen				
Rotkohl (Blaukraut)		2	57	51
Bratkartoffeln		2	57	52
Dillkartoffeln		3	53	42
Gurkensoße		1	43	18
Jägersalat		1	45	22
Karottenrohkost		1	55	49
Kohlrübengemüse		2	37	1
Kopfsalat		1	37	3
Kopfsalat mit Speck		1	51	39
Krautsalat		2	49	32
Kartoffelnudeln	$^{1}/_{2}$	$2^{1}/_{2}$	53	44
Letschö (österr. Nationalspeise)		3	59	57
Sauerkraut		2	55	47
Brot, Gebäck				
Eiweißarmes Brot (glutenfreies Mehl)			60	61
Eiweißarmes Brot (Maizena)			60	62
Eiweißarmes Brot (Fertigmehl)			60	63
Eiweißarmes Gebäck (Fertigmehl)			60	64
Eiweißarmer Kuchen (Fertigmehl)			60	65
Speisen zum Kalorienanreichern				
Eiskaffee			61	66
Eiweißarme Kekse			61	67
Met			61	68
Butterbonbons, Vanille			61	69
Butterbonbons, Zitrone			61	70
Butterbonbons, Kaffee			61	71
Arancinizuckerln			62	72
Mayonnaise (Grundmasse)			62	73
Mayonnaise (Grundmasse)			62	74

Tageskostplan 1 **Gesamtkalorien 2142**

		EWE	KE	Zutaten
1. Frühstück	Tee			20 g Zucker
	Spezialbrot			100 g Spezialbrot
	Butter			20 g Butter
	Honig			30 g Honig
	Marmelade			30 g Marmelade
2. Frühstück	Erdbeeren		1	145 g Erdbeeren
				20 g Zucker
Mittagessen	Spiegelei	1		1 Ei
	Kartoffeln		2	120 g Kartoffeln
	Kohlrüben		2	170 g Kohlrüben
				10 g eiweißarmes Mehl
				1 Kl. saurer Rahm
				30 g Kochfett
Nachmittags (Jause)	Tee			20 g Zucker
	eiweißarmer Zwieback			2 Stück Zwieback
	Butter			10 g Butter
	Honig			30 g Honig
Abendessen	Quark-(Topfen)-hörnchen	1		45 g Quark (Topfen)
				70 g Aprotenhörnchen
	Kopfsalat		1	10 g Speck
				10 g Butter
				90 g grüner Salat
				10 g Öl
				Zucker
Spätmahlzeit	Kirschenkompott		1	85 g Kirschen
				10 g Zucker

Analyse

		% der Gesamtkalorien
Gesamteiweiß	22,0 g	4,1
hochwertiges Eiweiß	16,2 g	
nicht-hochwertiges Eiweiß	5,8 g	
Fett	85,5 g	35,0
Kohlenhydrate	328,4 g	60,7
Wasser	828,0 ml	
Natrium	14,1 mval	
Kalium	39,7 mval	

Nr.	Speise	Zutaten	Zubereitung
1	Kohlrüben-gemüse (2 KE)	170 g Kohlrüben 10 g Butter 10 g eiweißarmes Mehl 1 Kl. saurer Rahm Petersilie Zucker	Die würfelig geschnittenen Kohlrüben werden mit Butter und Zukker weich gedünstet. Mehl in Butter hell anlaufen lassen, die gehackte Petersilie dazugeben, kurz durchrösten. Die Kohlrüben mit der Mehlschwitze binden und mit etwas saurem Rahm würzen.
2	Quark-(Topfen)-hörnchen (1 EWE)	45 g Quark 70 g eiweißarme Hörnchen (Aprotenhörnchen) 10 g Speck 10 g Butter	Die gekochten, abgeschreckten Hörnchen werden mit bröseligem Quark (Topfen) vermengt. Der kleinwürfelig geschnittene Speck wird angeröstet und mit der zerlassenen Butter über die Quarkhörnchen gegeben.
3	Kopfsalat (1 KE)	90 g Kopfsalat Essig Öl Zucker Knoblauch	Den Kopfsalat mit einer Marinade aus Essig, Öl, Zucker und etwas zerdrücktem Knoblauch marinieren. Man kann den Salat auch abwechselnd mit gehackter Petersilie, feingeschnittenem Schnittlauch oder gehackter Dille bestreuen.
4	Zigeuner-salat (1 EWE, 4 KE)	55 g Knackwurst 120 g Kartoffeln 65 g Tomaten 45 g grüner Paprika 70 g Gurken Zwiebeln Schnittlauch Essig, Öl Knoblauch	Die Knackwurst und den Paprika nudelig, die Kartoffeln, Tomaten und die Gurke blättrig schneiden und mit den angegebenen Zutaten marinieren. Beilage: Spezialbrot. Es können auch gekochte Aprotenhörnchen unter den Salat gemengt werden.
5	Grieß-pudding (1 EWE)	40 g eiweißarmer Grieß 50 g Sahne (Obers) 100 g Wasser 10 g Butter 1 Ei 20 g Zucker 1 Kl. Orangen- oder Zitronensaft Vanillezucker	Sahne und Wasser werden zum Kochen gebracht, den Grieß einlaufen lassen und etwa drei Minuten kochen. Unter die etwas überkühlte Grießmasse Dotter, Butter, Zucker, Vanillezucker und den Fruchtsaft rühren, den steifgeschlagenen Eischnee unterziehen. Die Puddingmasse in eine ausgefettete, ausgebröselte Puddingform füllen, $^1/_2$ Stunde im Wasserbad kochen.

Tageskostplan 2 **Gesamtkalorien 2969**

		EWE	KE	Zutaten
1. Frühstück	Tee			20 g Zucker
	Spezialbrot			100 g Spezialbrot
	Butter			20 g Butter
	Honig			30 g Honig
	Marmelade			30 g Marmelade
2. Frühstück	Pfirsich		1	90 g Pfirsich
Mittagessen	Tomatensuppe mit		2	40 g tiefgek. Tomatenmark
	Spezialbrotwürfel			10 g eiweißarmes Mehl
	Pfannkuchen	1		10 g Brotwürfel
	(Palatschinken)			1 Ei
	Zwetschgenkompott		1	60 g eiweißarmes Mehl
				50 g Sahne (Obers)
				30 g Marmelade
				115 g Zwetschgen
				20 g Zucker
				30 g Kochfett
Nachmittags	Tee			20 g Zucker
(Jause)	eiweißarmer			2 Stück Zwieback
	Zwieback			10 g Butter
	Butter			30 g Honig
	Honig			
Abendessen	Schinkenrolle	1	2	35 g Schinken
	garniert			50 g Mayonnaise
	Spezialbrot			40 g Kartoffeln
	Tee			2 Eßlöffel Gemüse
				65 g Tomaten
				100 g Spezialbrot
				20 g Zucker
Spätmahlzeit	Weintrauben		1	100 g Weintrauben

Analyse		% der Gesamtkalorien
Gesamteiweiß	21,8 g	3,0
hochwertiges Eiweiß	15,9 g	
nicht-hochwertiges Eiweiß	5,9 g	
Fett	130,2 g	40,4
Kohlenhydrate	400,0 g	56,5
Wasser	939,0 ml	
Natrium	18,2 mval	
Kalium	42,8 mval	

Nr.	Speise	Zutaten	Zubereitung
6	Tomaten-suppe mit Brotwürfel (2 KE)	40 g tiefgek. Tomatenmark 10 g eiweißarmes Mehl 10 g Butter 20 g Weißbrotwürfel Zucker Schnittlauch oder Majoran oder Rosmarin	Aus Mehl und Butter bereitet man eine helle Mehlschwitze (Einmach), die gut verkocht wird. Das Tomatenmark einrühren, aufkochen. Die Suppe mit Zucker, evtl. mit Schnittlauch oder Majoran oder Rosmarin würzen. Spezialbrot würfelig schneiden, im Rohr backen und als Suppeneinlage reichen.
7	Pfannkuchen (Palatschinken) (1 EWE)	1 Ei 70 g eiweißarmes Mehl 50 g Sahne Wasser Margarine 30 g Marmelade 10 g Zucker	Aus Mehl, Ei, Sahne (Obers) und einer Prise Zucker einen Pfannkuchen- (Palatschinken)teig bereiten. $^1/_2$ Stunde rasten lassen. Dünne Pfannkuchen (Palatschinken) ausbacken, füllen und bezuckern.
8	Schinken-rolle garniert (1 EWE, 2 KE)	35 g Schinken 2 Eßl. Mayonnaise 40 g Kartoffeln 2 Eßl. Karotten, Sellerie, Äpfel 65 g Tomaten Pfeffer Essig	Die würfelig geschnittenen Kartoffeln und das würfelig geschnittene Gemüse mit der Mayonnaise vermengen, mit Pfeffer und Essig oder Zitronensaft würzen und ziehen lassen. Ein Schinkenblatt mit der Gemüsemayonnaise füllen, einrollen und mit Tomaten garnieren.
9	Spargel-cremesuppe ($^1/_2$ EWE, $^1/_2$ KE)	95 g Spargel 10 g eiweißarmes Mehl 10 g Butter 1 Dotter 1 Eßl. Sahne Petersilie Muskat	Aus Butter und Mehl bereitet man eine helle Mehlschwitze (Einmach) und läßt sie mit dem feingeschnittenen Spargel gut verkochen. Die etwas überkühlte Suppe wird mit dem Eidotter und Sahne (Obers) verrührt. Mit grüner gehackter Petersilie und Muskat würzen.
10	Obstknödel ($^1/_2$ EWE, $2^1/_2$ KE)	50 g Kartoffelflocken 30 g eiweißarmes Mehl 1 Dotter 1 KE div. Obst (Zwetschgen od. Aprikosen) 10 g Paniermehl 30 g Butter Staubzucker	Aus Kartoffelflocken, eiweißarmem Mehl, Dotter, Butter und etwas Wasser bereitet man einen Kartoffelteig. Die entkernten Früchte mit Würfelzucker füllen, mit Teig umhüllen und in kochendes Wasser einlegen. Mit in Butter angeröstetem Paniermehl (Bröseln) und mit Staubzucker servieren.

Tageskostplan 3 **Gesamtkalorien 2928**

		EWE	KE	Zutaten
1. Frühstück	Tee			20 g Zucker
	Spezialbrot			100 g Spezialbrot
	Butter			20 g Butter
	Honig			30 g Honig
	Marmelade			30 g Marmelade
2. Frühstück	Orangensalat		1	115 g Orange
				20 g Zucker
Mittagessen	Kartoffelpuffer	1/2	3	180 g Kartoffeln
	Kopfsalat		1	1 Dotter
	Pudding mit			15 g eiweißarmes Mehl
	Himbeersaft	1/2		90 g Kopfsalat
				115 g Milch
				10 g Puddingpulver
				10 g Zucker
				50 g Himbeersirup
				30 g Kochfett
Nachmittags	Tee			20 g Zucker
(Jause)	eiweißarmer			
	Zwieback			2 Stück Zwieback
	Butter			10 g Butter
	Honig			30 g Honig
Abendessen	Gemüsesuppe		1	70 g Mischgemüse
	Salzburger Nockerln	1 1/2		10 g eiweißarmes Mehl
				1 Ei
				1 Eiklar
				5 g Mehl
				15 g Zucker
				20 g Kochfett
Spätmahlzeit	Apfelsaft		1	145 g Apfelsaft

Analyse

		% der Gesamtkalorien
Gesamteiweiß	24,8 g	4,2
hochwertiges Eiweiß	20,7 g	
nicht-hochwertiges Eiweiß	4,1 g	
Fett	86,6 g	34,1
Kohlenhydrate	356 g	61,7
Wasser	982 ml	
Natrium	11,8 mval	
Kalium	44,1 mval	

Nr.	Speise	Zutaten	Zubereitung
11	Orangensalat (1 KE)	115 g Orangen 20 g Zucker	Die geschälte Orange halbieren oder vierteln und bezuckert etwa 1 Std. im Eiskasten stehen lassen.
12	Kartoffelpuffer ($^1/_2$ EWE, 3 KE)	180 g Kartoffeln 1 Dotter 30 g eiweißarmes Mehl Knoblauch Zwiebel Majoran Schmalz	Die fein gerissenen Kartoffeln mit dem Eidotter, dem Mehl und den Gewürzen vermengen, $^1/_2$ Stunde ruhen lassen. Die zu sehr dünnen Laibchen geformte Kartoffelmasse in heißem Schmalz ausbacken. Gleich servieren.
13	Salzburger Nockerln ($1^1/_2$ EWE)	1 Ei 1 Eiklar 5 g Mehl 15 g Zucker 10 g Butter	Die zwei Eiklar zu sehr steifem Schnee aufschlagen, den Zucker nach und nach einschlagen, Dotter und Mehl unterziehen. Die Butter in einer flachen, feuerfesten Form schmelzen lassen, die Nockerlmasse hochaufgetürmt in die Form füllen und im mittelheißen Rohr gut 10 Minuten backen. Gleich servieren.
14	Gemüsepfannkuchen (-palatschinken) (1 EWE, 3 KE)	1 Ei 50 g Sahne (Obers), Wasser 50 g eiweißarmes Mehl Margarine 3 KE Gemüse z. B. 40 g Champignons 70 g Karotten 75 g Schnittbohnen Butter Petersilie Muskat	Eiweißarme Pfannkuchen (Palatschinken) bereiten (Rezept Nr. 7), diese mit dem gedünsteten, mit gehackter Petersilie und Muskat gewürzten Mischgemüse füllen, einrollen und in eine befettete Auflaufform legen. Mit Butterflocken belegen und kurz überbacken. Beilage: Salat.
15	Käsehörnchen (1 EWE)	35 g Emmentaler 50 g eiweißarme Hörnchen (Aprotenhörnchen) Margarine Zwiebel	Die gekochten, abgeschreckten Aprotenhörnchen mit grobgerissenem Emmentaler und hell gerösteter Zwiebel vermengen und unter Umrühren im Rohr backen bis der Käse geschmolzen ist. Beilage: Grüner- oder Kartoffelsalat.

Tageskostplan 4 — Gesamtkalorien 2505

		EWE	KE	Zutaten
1. Frühstück	Tee			20 g Zucker
	Spezialbrot			100 g Spezialbrot
	Butter			20 g Butter
	Honig			30 g Honig
	Marmelade			30 g Marmelade
2. Frühstück	Fruchtbecher		1	1 Kugel Fruchteis
				90 g Pfirsichkompott
				50 g Schlagsahne
				10 g Zucker
Mittagessen	Kartoffelpudding	1	2	120 g Kartoffel
	Gurkensoße		1	20 g Butter
				1 Ei
				1 Eßl. Sahne (Obers)
				140 g Gurke
				20 g eiweißarmes Mehl
				20 g Butter
				1 Eßl. saurer Rahm
Nachmittags	Tee			20 g Zucker
(Jause)	Spezialbrot			50 g Spezialbrot
	Butter			10 g Butter
	Honig			30 g Honig
Abendessen	Leberreissuppe	1		200 g Brühe
	Apfelstrudel		2	30 g Leber
				1/2 Eidotter
				10 g eiweißarmes Mehl
				1 Blatt Strudelteig
				290 g Äpfel
				30 g Zucker
				Zimt
				20 g Butter
Spätmahlzeit:	Radieschen		1	75 g Radieschen

Analyse		% der Gesamtkalorien
Gesamteiweiß	22,9 g	3,7
hochwertiges Eiweiß	17,6 g	
nicht-hochwertiges Eiweiß	5,3 g	
Fett	105,3 g	39,1
Kohlenhydrate	348,0 g	57,0
Wasser	851,0 ml	
Natrium	7,2 mval	
Kalium	41,6 mval	

Nr.	Speise	Zutaten	Zubereitung
16	Fruchtbecher (1 KE)	1 Kugel Fruchteis 90 g Pfirsichkompott 50 g Schlagsahne 10 g Zucker 1 Kl. Himbeersirup oder Fruchtlikör	Das Fruchteis in eine Glasschüssel oder in ein Kelchglas geben, die Pfirsichhälften mit Saft darübergeben, mit gesüßter, steif geschlagener Sahne (Schlagobers) aufspritzen, den Himbeersirup oder den Fruchtlikör darübergeben.
17	Kartoffelpüree (-pudding) (1 EWE, 2 KE)	120 g Kartoffel 20 g Butter 1 Ei 1 Eßl. Sahne Muskat	Die passierten Kartoffeln mit Butter, Eidotter, Gewürz, Sahne (Obers) und steif geschlagenem Eischnee vermengen. Die Puddingmasse in eine ausgefettete, ausgebröselte Puddingform füllen und $^1/_2$ Stunde im Wasserbad kochen. Stürzen und gleich servieren.
18	Gurkensoße (1 KE)	140 g Gurke 20 g eiweißarmes Mehl 20 g Butter Kümmel, Dille 1 Eßl. saurer Rahm Essig	Die würfelig geschnittene geschälte Gurke mit Butter und Kümmel glasig rösten, aufgießen und weich dünsten. Das Gemüse mit einer Butterschwitze (-einmach) binden und mit gehackter Dille und saurem Rahm, evtl. mit etwas Essig würzen.
19	Leberreissuppe (1 EWE)	200 g Bouillon 30 g Rindsleber $^1/_2$ Eidotter 10 g eiweißarmes Mehl Pfeffer Majoran Knoblauch evtl. Schnittlauch	Die geschabte gewogene Leber wird mit dem Eidotter, Mehl und den Gewürzen vermengt. Den Teig etwas ruhen lassen. In die kochende Suppe eintropfen. Mit Schnittlauch würzen.
20	Apfelstrudel (2 KE)	1 Blatt Strudelteig 290 g Äpfel 30 g Zucker Zimt 20 g Butter	Den fertigen Strudelteig auf einem befeuchteten Tuch auflegen, bezuckern und einmal zusammenklappen. Mit Butter beträufeln, $^2/_3$ des Teiges mit blättrig geschnittenen Äpfeln belegen, zuckern, mit Zimt bestreuen und einrollen. Den Strudel mit Butter bepinseln und backen.

Tageskostplan 5 — Gesamtkalorien 2339

		EWE	KE	Zutaten
1. Frühstück	Tee			20 g Zucker
	Spezialbrot			100 g Spezialbrot
	Butter			20 g Butter
	Honig			30 g Honig
	Marmelade			30 g Marmelade
2. Frühstück	Apfelkompott		1	145 g Äpfel
				20 g Zucker
Mittag	Geröstetes Hirn	1		70 g Kalbshirn
	Petersilienkartoffel		2	120 g Kartoffeln
	Jägersalat		1	100 g Jägersalat (österr. Chinakohl)
				30 g Kochfett
Nachmittags (Jause)	Tee			20 g Zucker
	eiweißarmer Zwieback			2 Stück Zwieback
	Butter			10 g Butter
	Honig			30 g Honig
Abendessen	Eiersalat mit	1		1 Ei
	grünem- und			90 g Kopfsalat
	Tomatensalat		2	65 g Tomaten
	Butter			20 g Öl
	Spezialbrot			20 g Butter
				100 g Spezialbrot
Spätmahlzeit	Wassermelone		1	125 g Wassermelone
				20 g Zucker

Analyse		% der Gesamtkalorien
Gesamteiweiß	21,1 g	3,6
hochwertiges Eiweiß	16,0 g	
nicht-hochwertiges Eiweiß	5,1 g	
Fett	104,3 g	41,2
Kohlenhydrate	316,6 g	55,1
Wasser	783,0 ml	
Natrium	9,9 mval	
Kalium	42,8 mval	

Nr.	Speise	Zutaten	Zubereitung
21	Geröstetes Hirn (1 EWE)	70 g Kalbshirn 20 g Butter Zwiebel Petersilie Pfeffer	Die feingerissenen Zwiebeln in Butter hell anrösten, die gehackte Petersilie dazugeben, einmal durchrösten, das abgezogene, gewiegte Kalbshirn dazugeben und rösten.
22	Jägersalat (1 KE)	100 g Jägersalat (Chinakohl) Essig 10 g Öl Zucker Knoblauch	Den nudelig geschnittenen Chinakohl mit den angegebenen Gewürzen marinieren.
23	Ei – grüner – Tomatensalat (1 EWE, 2 KE)	1 Ei 90 g Kopfsalat 65 g Tomaten 20 g Öl Essig Zucker Knoblauch Schnittlauch Zwiebel	Der Kopfsalat wird mit dem hartgekochten, in Vierteln geteilten Ei und mit den Tomatenvierteln vermengt und mit den angegebenen Gewürzen mariniert.
24	Pasta a sciuta (1 EWE, 2 KE)	70 g eiweißarme Nudeln 40 g Schweinefleisch 10 g Speck 40 g Tomatenmark Schmalz, Zwiebel, Paprika Majoran Kümmel Rosmarin	Feingerissene Zwiebeln werden in würfelig geschnittenem, ausgelassenem Speck und Schmalz hell angeröstet. Das faschierte Schweinefleisch dazugeben, gut durchrösten, aufgießen und mit den Gewürzen und Tomatenmark weich dünsten. Die Fleischsoße (Sugo) über die gekochten, abgeschreckten Nudeln geben. Beilage: Grüner Salat
25	Zwetschgenauflauf (1 EWE, 2 KE)	100 g Spezialbrot 1 Dotter 50 g Sahne Wasser Zucker Vanillezucker Butter 230 g Zwetschgen 1 Eiklar 30 g Zucker	Das Spezialbrot dünnblättrig schneiden. Sahne (Obers), etwas Wasser, Dotter und Zucker versprudeln und über das Weißbrot geben, ziehen lassen. Die Brotmasse in eine ausgebutterte Form füllen, mit halbierten, entkernten Zwetschgen belegen, zuckern, Butterflockerln darauf geben und im Rohr backen. Den Eischnee steif aufschlagen, Zucker nach und nach einschlagen, die Schneehaube auf den Auflauf streichen und backen.

Tageskostplan 6 **Gesamtkalorien 2596**

		EWE	KE	Zutaten
1. Frühstück	Tee			20 g Zucker
	Spezialbrot			100 g Spezialbrot
	Butter			20 g Butter
	Honig			30 g Honig
	Marmelade			30 g Marmelade
2. Frühstück	Ananaskompott		1	100 g Ananas
				10 g Zucker
Mittagessen	Gefüllte Paprika	1		1 grüner Paprika
	Tomatensoße		3	40 g Schweinefleisch
	eiweißarme Hörnchen (Aprotenhörnchen)			10 g Reis, roh gewogen
				50 g Tomatenmark
				10 g eiweißarmes Mehl
				70 g Aprotenhörnchen
				30 g Kochfett
Nachmittags (Jause)	Tee			20 g Zucker
	eiweißarmer Zwieback			2 Stück Zwieback
	Butter			10 g Butter
	Honig			30 g Honig
Abendessen	Kaiserschmarren	1		1 Ei
	Kirschenkompott		2	1 Eiklar
				50 g eiweißarmes Mehl
				50 g Sahne (Obers), Wasser
				20 g Zucker
				30 g Butter
				170 g Kirschen
				20 g Zucker
Spätmahlzeit	Grapefruit		1	105 g Grapefruit

Analyse		% der Gesamtkalorien
Gesamteiweiß	24,8 g	3,8
hochwertiges Eiweiß	18,2 g	
nicht-hochwertiges Eiweiß	6,6 g	
Fett	110,0 g	38,6
Kohlenhydrate	371,9 g	57,6
Wasser	947,0 ml	
Natrium	7,8 mval	
Kalium	45,1 mval	

Nr.	Speise	Zutaten	Zubereitung
26	Gefüllter Paprika in Tomatensoße (1 EWE, 3 KE)	1 grüner Paprika 40 g Schweinefleisch 10 g Reis Pfeffer, Muskat Majoran Zwiebel 50 g Tomatenmark 20 g eiweißarmes Mehl, Zucker	Den Paprika mit kochendem Wasser übergießen. Das faschierte Schweinefleisch, den gekochten Reis und die Gewürze vermengen und in den Paprika füllen. Den Paprika in Fett anbraten, aufgießen u. weich dünsten, herausnehmen. Aus Butterschwitze u. Tomatenmark eine Tomatensoße bereiten, süßen, den Paprika darin überdünsten.
27	Kaiserschmarren ($1^1/_2$ EWE)	1 Ei 1 Eiklar 70 g eiweißarmes Mehl 50 g Sahne Wasser Zucker Butter	Aus Dotter, Mehl, Sahne und Wasser einen dicken Pfannkuchen-(Palatschinken)teig bereiten. Das Eiklar sehr steif aufschlagen, unter den Teig heben, etwas süßen. Butter in einer Pfanne schmelzen lassen, die Schmarrenmasse hineingeben, auf der Unterseite langsam goldbraun backen. Mit einer Schmarrenschaufel rasch umdrehen, goldbraun backen, den Schmarren mit zwei Gabeln in Stücke zerreißen, weiterbacken. Bezuckert servieren.
28	Grenadiermarsch (öster. Nationalspeise) (1 EWE, 2 KE)	120 g Kartoffeln 50 g eiweißarme Hörnchen 35 g Rindfleisch Zwiebel Margarine Thymian	Gekochte, blättrig geschnittene Kartoffeln, gekochte, abgeschreckte Hörnchen, kleingeschnittenes, weich gedünstetes Rindfleisch und angeröstete Zwiebel miteinander vermengen. Mit Thymian oder Majoran würzen. Beilage: Salat.
29	Gebackene Apfelspalten (1 EWE, 1 KE)	145 g Äpfel 1 Ei 50 g eiweißarmes Mehl Wasser, Schmalz Zucker, Zimt Dill, Essig Butter, Zucker	Geschälte, entkernte Äpfel in 1 cm dicke Scheiben schneiden. Aus Mehl, Sahne, Wasser, Ei und Zukker einen dickflüssigen Pfannkuchenteig bereiten, die Apfelspalten darin eintauchen, in heißem Schmalz ausbacken. Mit Zucker und Zimt servieren.
30	Fischsalat (1 EWE, 1 KE)	40 g Marinierte Heringe (Russen) 60 g Kartoffeln 50 g Mayonnaise 1 Eßl. Sahne Pfeffer	Der saure Fisch wird in Streifen geschnitten und mit etwas Zwiebel unter die blättrig geschnittenen Kartoffeln gemengt. Mit Mayonnaise verrühren, mit Pfeffer und Essig würzen und etwas ziehen lassen.

Tageskostplan 7 — Gesamtkalorien 2461

		EWE	KE	Zutaten
1. Frühstück	Tee			20 g Zucker
	Spezialbrot			100 g Spezialbrot
	Butter			20 g Butter
	Honig			30 g Marmelade
	Marmelade			30 g Honig
2. Frühstück	Birne		1	155 g Birne
Mittagessen	Wurstkartoffeln	1	2	120 g Kartoffeln
	Krautsalat		2	50 g Wurst
				170 g Weißkraut
				30 g Kochfett
Nachmittags	Tee			20 g Zucker
(Jause)	Spezialbrot			50 g Spezialbrot
	Butter			10 g Butter
	Honig			30 g Honig
Abendessen	Eierbrötchen,	1	1	150 g Spezialbrot
	garniert			2 Eidotter
	Tee			70 g Gurke
				35 g Tomaten
				30 g Butter
				20 g Zucker
Spätmahlzeit	Orangensaft		1	115 g Orangensaft

Analyse		% der Gesamtkalorien
Gesamteiweiß	21,7 g	3,5
hochwertiges Eiweiß	15,5 g	
nicht-hochwertiges Eiweiß	6,2 g	
Fett	109,7 g	41,8
Kohlenhydrate	332,5 g	54,5
Wasser	775,0 ml	
Natrium	20,0 mval	
Kalium	39,0 mval	

Nr.	Speise	Zutaten	Zubereitung
31	Wurst-kartoffeln (1 EWE, 2 KE)	120 g Kartoffeln 50 g Wurst Zwiebel 20 g Margarine Majoran	Feingeschnittene Zwiebel in Margarine hell anrösten, die kleinwürfelig geschnittene Wurst dazugeben, die blättrig geschnittenen Kartoffeln untermengen. Eventuell mit Majoran würzen.
32	Krautsalat (2 KE)	170 g Weißkraut 10 g Öl Kümmel Pfeffer Essig	Das feinnudelig geschnittene Weißkraut wird einige Male mit kochendem Wasser abgebrüht, oder, wenn das Kraut sehr hart ist, in kochendes Kümmelwasser eingelegt und so weich wie man es haben will, gekocht. Mit Kümmel, Essig, Öl und Pfeffer marinieren.
33	Garnierte Eierbrötchen (1 EWE, 1 KE)	150 g Spezialbrot 2 Eidotter 30 g Butter 70 g Gurke 35 g Tomate Petersilie Muskat Pfeffer	Zwei hartgekochte Eidotter werden passiert und mit schaumig gerührter Butter und den Gewürzen vermengt. Das Spezialbrot mit Eiaufstrich bestreichen und mit rohen Gurkenscheiben und Tomatenvierteln garnieren.
34	Krautfleisch (1 EWE, 2 KE)	170 g Weißkraut 40 g Schweinefleisch Zwiebel Schmalz Paprika Kümmel Majoran Pfeffer Essig 1 Eßl. saurer Rahm	Zwiebel wird in Schmalz hell angeröstet. Das würfelig geschnittene Fleisch dazugeben, durchrösten, mit Paprika würzen, aufgießen, die anderen Gewürze und nudelig geschnittenes Weißkraut dazugeben und weich dünsten. Mit Essig, 1 Eßl. saurer Sahne abschmecken.
35	Pochiertes Ei (1 EWE)	1 Ei Essig	Schwach mit Essig gesäuertes Wasser zum Kochen bringen. Das Ei vorsichtig in einen Schöpflöffel schlagen, diesen in das kochende Essigwasser stellen und drei Minuten kochen lassen. Zu Dillkartoffeln oder Tomatensoße servieren.

Tageskostplan 8 — Gesamtkalorien 2414

		EWE	KE	Zutaten
1. Frühstück	Tee			20 g Zucker
	Spezialbrot			100 g Spezialbrot
	Butter			20 g Butter
	Honig			30 g Honig
	Marmelade			30 g Marmelade
2. Frühstück	Mandarine		1	90 g Mandarine
Mittagessen	Kartoffelsuppe		2	120 g Kartoffeln
	Eierhörnchen	1		10 g eiweißarmes Mehl
	Jägersalat		1	1 Ei
				70 g eiweißarme Hörnchen (Aprotenhörnchen)
				100 g Jägersalat (österr. Chinakohl)
				40 g Kochfett
Nachmittags (Jause)	Tee			20 g Zucker
	Spezialbrot			50 g Spezialbrot
	Butter			10 g Butter
	Honig			30 g Honig
Abendessen	Reisfleisch	1	1	40 g Schweinefleisch
	Kopfsalat		1	50 g Reis
	mit Speck			65 g Tomaten
				20 g Kochfett
				90 g Kopfsalat
				10 g Speck
Spätmahlzeit	Pfirsichbowle		1	90 g Pfirsich
				10 g Zucker
				125 g Weißwein

Analyse

		% der Gesamtkalorien
Gesamteiweiß	24,8 g	4,1
hochwertiges Eiweiß	16,2 g	
nicht-hochwertiges Eiweiß	8,6 g	
Fett	110,4 g	42,4
Kohlenhydrate	315,6 g	53,3
Wasser	956,0 ml	
Natrium	13,7 mval	
Kalium	43,0 mval	

Nr.	Speise	Zutaten	Zubereitung
36	Kartoffelsuppe (2 KE)	120 g Kartoffeln 10 g eiweißarmes Mehl Zwiebel Kümmel Majoran 10 g Butter Essig	Die würfelig geschnittenen Kartoffeln werden mit Zwiebel, Kümmel und Majoran kernweich gekocht. Die Suppe mit einer Butterschwitze (-einmach) binden und eventuell mit Essig abwürzen.
37	Eierhörnchen (1 EWE)	1 Ei 70 g eiweißarme Hörnchen (Aprotenhörnchen) 20 g Butter	Die gekochten, abgeschreckten Aprotenhörnchen werden mit Butter heiß gemacht, das zerklopfte Ei wird darübergegeben, unter ständigem Rühren stocken lassen.
38	Reisfleisch (1 EWE, 1 KE)	40 g Schweinefleisch 10 g Margarine Zwiebel Kümmel, Majoran Paprika, Essig Pfeffer 50 g Reis 65 g Tomaten 10 g Margarine 1 Gewürznelke	Aus Schweinefleisch und den angegebenen Gewürzen ein Schweinsgulasch bereiten. Ein Stück Zwiebel mit einer Gewürznelke versehen, diese mit dem Reis in Butter anrösten, mit doppelt soviel Wasser aufgießen, die in Vierteln geteilte Tomate dazu geben und weich dünsten. Das Schweinsgulasch über den Reis geben.
39	Kopfsalat mit Speck (1 KE)	90 g Kopfsalat 10 g Speck Essig Knoblauch Zucker	Den Kopfsalat mit Essig, Knoblauch und Zucker marinieren. Den Speck kleinwürfelig schneiden, anrösten und über den Salat geben. Gleich servieren.
40	Pfirsichbowle (1 KE)	90 g Pfirsich 10 g Zucker Kognak Sekt oder Weißwein und Sodawasser	Den Pfirsich in dünne Spalten schneiden, zuckern und mit einigen Tropfen Weinbrand oder Kognak beträufelt stehen lassen (1 Stunde). Mit Sekt oder mit Weißwein und Sodawasser auffüllen.

Tageskostplan 9 — Gesamtkalorien 2265

		EWE	KE	Zutaten
1. Frühstück	Tee			20 g Zucker
	Spezialbrot			100 g Spezialbrot
	Butter			20 g Butter
	Honig			30 g Honig
	Marmelade			30 g Marmelade
2. Frühstück	Himbeeren		1	115 g Himbeeren
	mit Zucker			20 g Zucker
Mittagessen	Nudelsuppe			200 g Bouillon
	Champignon-			20 g eiweißarme Nudeln
	omelette	1	2	(Aprotennudeln)
	Kartoffeln		2	80 g Champignons
				1 Ei
				120 g Kartoffeln
				30 g Kochfett
Nachmittags	Tee			20 g Zucker
(Jause)	eiweißarmer			
	Zwieback			2 Zwieback
	Butter			10 g Butter
	Honig			30 g Honig
Abendessen	Butterbrot mit			100 g Spezialbrot
	grünem Paprika		1	20 g Butter
	Joghurt	1		95 g grüner Paprika
				230 g Joghurt
Spätmahlzeit	Zwetschgenkompott		1	115 g Zwetschgen
				20 g Zucker

Analyse

		% der Gesamtkalorien
Gesamteiweiß	22,9 g	3,8
hochwertiges Eiweiß	16,3 g	
nicht-hochwertiges Eiweiß	6,6 g	
Fett	90,5 g	36,2
Kohlenhydrate	340,0 g	60,0
Wasser	1000,0 ml	
Natrium	9,0 mval	
Kalium	46,0 mval	

Nr.	Speise	Zutaten	Zubereitung
41	Champignon-omelette (1 EWE, 2 KE)	1 Ei 80 g Champignons 20 g Butter 1 Eßl. Milch Zwiebel Petersilie	Gehackte Petersilie in Butter kurz anlaufen lassen, blättrig geschnittene Champignons und 1 Stück Zwiebel dazugeben, weich dünsten. Ei mit Milch und etwas Muskat zerklopfen, ein Eiomelett backen. Das Omelett soll an der Unterseite goldbraun, oben cremig weich sein. Füllen und zusammenklappen.
42	Dill-kartoffeln (3 KE)	180 g Kartoffeln 20 g eiweißarmes Mehl 20 g Butter 1 Eßl. saurer Rahm Dill, Essig	Aus Butter und Mehl eine helle Schwitze zubereiten, gut verkochen. Blättrig geschnittene Kartoffeln, gehackte Dille und sauren Rahm untermengen, aufkochen. Mit Essig evtl. Pfeffer abschmecken. Können zu pochiertem Ei serviert werden.
43	Krautstrudel (1 EWE, 3 KE)	35 g Schinken 255 g Weißkraut 10 g Semmelbrösel 1 Blatt Strudelteig Margarine Zwiebel Kümmel Essig Pfeffer Butter	Den Strudelteig mit zerlassener Butter beträufeln, einmal zusammenlegen. Die Semmelbrösel in Butter hell anrösten, über den Strudelteig geben. $^2/_3$ des Strudelteiges mit gedünstetem Weißkraut und feingeschnittenem Schinken belegen, einrollen, mit zerlassener Butter bepinseln und backen. Gedünstetes Weißkraut: Zwiebel fein reißen, in Margarine hell anrösten. Das geschnittene Weißkraut dazugeben, gut durchrösten, aufgießen und mit den Gewürzen weich dünsten. Mit Esssig abschmecken.
44	Kartoffel-nudeln ($^1/_2$ EWE, $2^1/_2$ KE)	50 g Kartoffel-flocken 30 g eiweißarmes Mehl 1 Dotter Butter, Zucker	Aus Kartoffelflocken, Mehl, Butter, Dotter und Wasser einen Teig bereiten. Daraus Nudeln formen, diese in kochendes Wasser einlegen. Mit zerlassener Butter und Zucker servieren. Beilage: Kompott.
45	Baisergebäck (österr. Spanische Winde) ($^1/_2$ EWE)	1 Eiklar 30 g Kristallzucker 30 g Staubzucker	Das Eiklar sehr steif aufschlagen, den Kristallzucker nach und nach einschlagen, den Staubzucker unterziehen. Mit dem Löffel Makrönchen auf ein bebuttertes, bemehltes Blech setzen, trocknen lassen. Evtl. mit steifer Sahne servieren.

Tageskostplan 10 — Gesamtkalorien 2415

		EWE	KE	Zutaten
1. Frühstück	Tee			20 g Zucker
	Spezialbrot			100 g Spezialbrot
	Butter			20 g Butter
	Honig			30 g Honig
	Marmelade			30 g Marmelade
2. Frühstück	Apfel		1	145 g Äpfel
Mittagessen	Gefüllte Kartoffel-laibchen	1	2	50 g Kartoffelflocken
	Sauerkraut		2	30 g eiweißarmes Mehl
				1 Dotter
				25 g Wurst
				130 g Sauerkraut
				30 g Kochfett
Nachmittags (Jause)	Tee			20 g Zucker
	eiweißarmer Zwieback			2 Stück Zwieback
	Butter			10 g Butter
	Honig			30 g Honig
Abendessen	Curryei garniert	1	1	1 Ei
	Spezialbrot			50 g Mayonnaise
	Tee			45 g Kopfsalat
				35 g Tomaten
				100 g Spezialbrot
				20 g Zucker
Spätmahlzeit	Karottenrohkost		1	70 g Karotten

Analyse

		% der Gesamtkalorien
Gesamteiweiß	21,6 g	3,6
hochwertiges Eiweiß	15,7 g	
nicht-hochwertiges Eiweiß	5,9 g	
Fett	109,2 g	42,1
Kohlenhydrate	319,7 g	54,3
Wasser	770,0 ml	
Natrium	34,0 mval	
Kalium	40,0 mval	

Nr.	Speise	Zutaten	Zubereitung
46	Gefülltes Kartoffel-laibchen (1 EWE, 2 KE)	50 g Kartoffel-flocken 30 g eiweißarmes Mehl 1 Dotter Wasser 25 g Wurst Zwiebel Majoran 10 g Margarine Fett	Aus Kartoffelflocken, Mehl, Dotter und Wasser wird ein geschmeidiger Kartoffelteig bereitet. Feingehackte Zwiebel wird in Margarine hell angeröstet, die kleinwürfelig geschnittene Wurst wird dazugegeben, durchrösten, mit Majoran würzen. Aus dem Kartoffelteig 1 oder 2 Rechtecke formen, Wurstfülle darauf geben, zusammenklappen, den Rand andrücken und in heißem Schmalz ausbacken. Man kann aus derselben Masse auch einen gefüllten Kartoffelknödel machen.
47	Sauerkraut (2 KE)	130 g Sauerkraut 10 g Mehl 10 g Margarine Zwiebel Pfefferkorn Lorbeer Wacholder	Das Sauerkraut wird, wenn es scharf ist, gut ausgewaschen. Feingeschnittene Zwiebel wird in Margarine hell angeröstet, das Sauerkraut, die Gewürze dazugeben und mit Wasser weich dünsten. Mit Mehlschwitze (Einmach) binden.
48	Curryei garniert (1 EWE, 1 KE)	1 Ei 70 g Mayonnaise salzfreies Curry Zucker Essig 45 g Kopfsalat 35 g Tomaten 2 Eßl. Sahne (Obers)	Eine Schüssel wird mit marinierten Salatblättern ausgelegt. Das geviertelte, hartgekochte Ei wird in die Mitte gelegt, mit reichlich cremiger Currymayonnaise übergossen und mit Tomatenscheiben garniert. Currymayonnaise: Eine fertige Mayonnaise (Rezept Seite 62) wird mit salzfreiem Curry, Essig, Zucker und 2 Eßl. ungeschlagener Sahne (Obers) abgewürzt.
49	Karotten-rohkost (1 KE)	70 g Karotten Zucker Zitronensaft	Feingerissene Karotten werden mit Zucker und einigen Tropfen Zitronensaft abgeschmeckt.
50	Apfelreis (1 KE)	50 g Reis 145 g Äpfel Butter Zitronensaft Zucker, Zimt	Der würfelig geschnittene Apfel wird mit Butter, Zitronensaft und Zucker kernweich gedünstet und unter den gekochten Reis gemengt. Mit Zimt und Zucker servieren.

Tageskostplan 11 — Gesamtkalorien 2568

		EWE	KE	Zutaten
1. Frühstück	Tee			20 g Zucker
	Spezialbrot			100 g Spezialbrot
	Butter			20 g Butter
	Honig			30 g Honig
	Marmelade			30 g Marmelade
2. Frühstück	Bratapfel		1	145 g Apfel
				20 g Zucker
				10 g Butter
Mittagessen	Rotkohl (Blaukraut)		2	150 g Rotkohl (Blaukraut)
	Bratkartoffeln		2	10 g eiweißarmes Mehl
	Weinchaudeau mit	1		120 g Kartoffeln
	Schneenockerln			20 g Kochfett
				1 Eidotter
				1 Eiklar
				Wein
				50 g Zucker
Nachmittags (Jause)	Tee			20 g Zucker
	eiweißarmer Zwieback			2 Stück eiweißarmer Zwieback
	Butter			10 g Butter
	Honig			30 g Honig
Abendessen	Spezialbrot			100 g Spezialbrot
	Butter			20 g Butter
	Salami	1		40 g Salami
	Salat		1	90 g Kopfsalat
	Tee			20 g Zucker
Spätmahlzeit	Mandarine		1	90 g Mandarine

Analyse

		% der Gesamtkalorien
Gesamteiweiß	22,2 g	3,3
hochwertiges Eiweiß	16,3 g	
nicht-hochwertiges Eiweiß	5,9 g	
Fett	102,0 g	35,0
Kohlenhydrate	408,7 g	61,7
Wasser	992,0 ml	
Natrium	27,0 mval	
Kalium	41,0 mval	

Nr.	Speise	Zutaten	Zubereitung
51	Rotkohl (Blaukraut) (1 KE)	150 g Rotkohl 10 g eiweißarmes Mehl 20 g Schmalz Zwiebel Kümmel Zucker Wein	Etwas feingerissene Zwiebel in Schmalz hell anrösten. Kümmel, den nudelig geschnittenen Rotkohl und Zucker dazugeben, gut durchrösten, aufgießen und kernweich dünsten. Mit Wein würzen und fertig dünsten. Mit einer Butterschwitze (-einmach) binden.
52	Bratkartoffeln (2 KE)	120 g Kartoffeln Schmalz	Kernweich gekochte Kartoffeln abseihen und in heißem Schmalz ausbacken.
53	Weinchaudeau mit Schneenockerln (1 EWE)	1 Eidotter 1 Eiklar Wein 50 g Zucker	Das Eiklar sehr steif aufschlagen. 30 g Kristallzucker nach und nach einschlagen. Eine Kasserolle mit Wasser zum Kochen bringen, von der Schneemasse zwei Nockerln auf das Wasser setzen, zwei Minuten leicht kochen lassen, umdrehen, zwei Minuten auf der anderen Seite leicht kochen lassen. Die Nockerln in eine Schüssel geben, das Weinchaudeau darübergeben. Weinchaudeau: 1 Eidotter, 20 g Zucker und 2 Eßl. Weißwein im Wasserbad dickschaumig schlagen.
54	Biskuitomelette (1 EWE)	1 Ei 25 g Zucker 20 g eiweißarmes Mehl Marmelade	Das ganze Ei mit dem Zucker sehr schaumig schlagen, das Mehl unterziehen. Die Omelettmasse in einer befetteten, bemehlten Form etwa $1^1/_2$ cm dick aufstreichen, mittelheiß backen. Das Omelett noch heiß zusammenklappen und mit Marmelade füllen. Bezuckern.
55	Hühnereinmachsuppe mit Nudeln (1 EWE, 1 KE)	27 g Hühnerfleisch 20 g Champignons 20 g Karotten 20 g Spargel 10 g eiweißarmes Mehl 10 g Butter 10 g eiweißarme Nudeln 1 Eßl. Sahne Petersilie, Muskat	Das gekocht gewogene Fleisch von einem Suppenhuhn wird mit Hühnerbrühe, den gedünsteten Gemüsen und den gekochten Suppennudeln zum Kochen gebracht, mit einer Butterschwitze (-einmach) gebunden, verkocht, gewürzt und mit 1 Eßl. Sahne (Obers) verbessert.

Tageskostplan 12 — Gesamtkalorien 2396

		EWE	KE	Zutaten
1. Frühstück	Tee			20 g Zucker
	Spezialbrot			100 g Spezialbrot
	Butter			20 g Butter
	Honig			30 g Honig
	Marmelade			30 g Marmelade
2. Frühstück	Apfelgrütze		1	145 g Apfel
				10 g Puddingpulver
				20 g Zucker
				2 Eßl. Sahne (Obers)
Mittagessen	Spiegelei mit Speck	1		1 Ei
	Letschö (österr.		3	10 g Speck
	Nationalspeise)			55 g Zwiebel
	Spezialbrot			95 g grüner Paprika
				100 g Tomaten
				20 g Margarine
				100 g Spezialbrot
				30 g Kochfett
Nachmittags	Tee			20 g Zucker
(Jause)	glutenfreier			2 Stück glutenfreier
	Zwieback			Zwieback
	Butter			10 g Butter
	Honig			30 g Honig
Abendessen	Mailänder			30 g Hühnerleber
	Hörnchen	1	1	eiweißarmes Mehl
	Kopfsalat		1	1 Eßl. saurer Rahm
				70 g eiweißarme Spaghetti
				90 g Kopfsalat
				30 g Kochfett
				40 g Champignons
Spätmahlzeit	Johannisbeersaft		1	170 g roter Johannisbeersaft
	(Ribiselsaft)			20 g Zucker

Analyse		% der Gesamtkalorien
Gesamteiweiß	20,1 g	3,4
hochwertiges Eiweiß	13,4 g	
nicht-hochwertiges Eiweiß	6,7 g	
Fett	91,5 g	35,3
Kohlenhydrate	360,3 g	61,3
Wasser	1013,0 ml	
Natrium	11,0 mval	
Kalium	40,0 mval	

Nr.	Speise	Zutaten	Zubereitung
56	Apfelgrütze (1 KE)	145 g Apfel 10 g Puddingpulver 20 g Zucker 2 Eßl. Sahne (Obers)	Aus 145 g geschälten Apfelspalten bereitet man Apfelmus. Puddingpulver mit Zucker und Sahne (Obers) anrühren, das Mus zum Kochen bringen, Puddingpulver einrühren und gut verkochen. Abfüllen, erstarren lassen und stürzen.
57	Letschö (österr. National-speise) (3 KE)	55 g Zwiebel 95 g grüne Paprika 100 g Tomaten 20 g Margarine Kümmel Paprika Knoblauch	Die feinnudelig geschnittenen Zwiebeln in Margarine hell anrösten, den nudelig geschnittenen grünen Paprika dazugeben und glasig rösten. Die in Vierteln geteilten Tomaten, die Gewürze dazugeben, etwas aufgießen und weich dünsten.
58	Mailänder Hörnchen (1 EWE, 1 KE)	30 g Hühnerleber eiweißarmes Mehl, Zwiebel 10 g Margarine 1 Eßl. saurer Rahm Majoran 40 g Champignons 70 g eiweißarme Spaghetti 10 g Butter	Zwiebel, Hühnerleber und blättrig geschnittene Champignons in Margarine anbraten, aufgießen und weich dünsten. Mit eiweißarmem Mehl stauben, sauren Rahm und Majoran dazugeben und verkochen. Die Hühnerleber unter die gekochten Spaghetti mengen.
59	Kartoffel-gulasch mit Würstel (1 EWE, 3 KE)	55 g Zwiebel 150 g Kartoffeln 20 g Schmalz Paprika Kümmel Knoblauch Majoran, Pfeffer Mehl, Essig 50 g Würstel	Die Zwiebel in Schmalz hell anrösten, die ausgewässerten Kartoffeln, Paprika dazugeben, durchrösten, aufgießen und kernweich dünsten. Mit etwas eiweißarmem Mehl stauben, würzen und mit 1 EWE Würstel servieren.
60	Hörnchen-salat (1 EWE, 1 KE)	50 g eiweißarme Hörnchen 1 Ei 50 g Mayonnaise 1 KE div. Gemüse Essig Schnittlauch Curry, Pfeffer	Die gekochten, abgeschreckten Hörnchen mit 1 KE verschiedener Gemüse wie Karotten, Sellerie, Bohnen (Fisolen) oder Tomaten, mit dem in Vierteln geteilten Ei und der Mayonnaise vermengen. Mit Pfeffer oder Curry, Essig und Schnittlauch würzen.

5.13 Rezepte für eiweißarmes Brot, Gebäck und eiweißarmen Kuchen

Nr.	Speise	Zutaten	Zubereitung
61	Eiweißarmes Brot aus eiweißarmem (glutenfreiem) Mehl	340 g eiweißarmes Spezialmehl 5 g Dextropur 30 g Hefe (Germ) 15 g Margarine 400 g Wasser 5 g Salz	Hefe mit Zucker und einem Teil des lauwarmen Wassers verrühren, dann alle Zutaten in einer Schüssel zusammenrühren. Den Teig in eine gefettete Kastenform füllen und an einen warmen Ort zum Gehen stellen (ca. 20 min). Mittelheiß backen.
62	Eiweißarmes Brot aus Maizena	500 g Maizena 50 g Dextropur 5 g Salz 5 g Backpulver Kümmel 750 g Wasser 20 g Nestargel (Fa. Nestlé) 15 g Hefe (Germ)	Die Hefe in der ganzen Menge lauwarmen Wassers auflösen. 5 min stehen lassen. Maizena, Dextropur, Backpulver, Salz. Kümmel vermengen, mit der Wasser-Hefe-Mischung verrühren, Nestargel (aus der Apotheke) einrühren und solange rühren, bis die Masse dickflüssig wird. In eine ausgefettete Kastenform füllen und mittelheiß backen.
63	Eiweißarmes Brot aus eiweißarmem Fertigmehl	1 Paket Fertigmehl 30 g Hefe (Germ) 0,4 l Wasser 50 g Margarine	Hefe in lauwarmem Wasser auflösen. Fertigmehl und Margarine dazugeben und 3–4 min kräftig rühren. Die Masse in ausgefetteter Form 30 min gehen lassen. Bei Mittelhitze ca. 20 min backen. Teig kann mit Anis, Fenchel, Kümmel oder Kardamom gewürzt werden.
64	Eiweißarmes Gebäck aus eiweißarmem Fertigmehl	150 g Fertigmehl 100 g Margarine 2 Eßl. Zucker	Fertigmehl und Margarine gut vermischen. Teig mit Wasser anrühren und einige Stunden im Kühlschrank stehen lassen. Den fertigen Teig auf bemehlter Fläche nicht zu dünn ausrollen und kleine Kekse formen. Bei Mittelhitze 3–5 min backen.
65	Eiweißarmer Kuchen aus eiweißarmem Fertigmehl	150 g Fertigmehl 2 Eßl. Zucker 100 g Margarine 2 Eßl. Wasser Vanillezucker Zitronenschale	Fertigmehl mit Zucker und Vanillezucker oder Zitronenschale mischen, Margarine gut darin verteilen. Den Teig mit Wasser anrühren, einige Stunden im Kühlschrank rasten lassen, dann in einer Form bei Mittelhitze backen.

5.14 Rezepte für Speisen mit hohem Kaloriengehalt
(zum zusätzlichen Verzehr)

Nr.	Speise	Zutaten	Zubereitung
66	Eiskaffee 415 Kalorien	50 g Cappuzino (Eis) Kaffee 50 g Sahne (Obers) 40 g Zucker	Das Vanille-Kaffee-Eis in ein Glas geben, mit gekühltem, gesüßtem, mit etwas Sahne (Obers) vermengten Kaffee übergießen, mit steif aufgeschlagener, gesüßter Schlagsahne (Schlagobers) servieren.
67	Eiweißarme Kekse 785 Kalorien	50 g eiweißarmes Fertigmehl 50 g Staubzucker 50 g Butter 10 g Vanillezucker 1 Kl. Rum	Die angegebenen Zutaten verkneten, $^1/_2$ Stunde rasten lassen, ausrollen, Kekse ausstechen und bei Mittelhitze backen.
68	Met 280 Kalorien	70 g Honig 70 g Wasser 100 g Weißwein Gewürznelke Zimtrinde	Honig mit dem Wasser verrühren, mit den Gewürzen aufkochen, den Weißwein dazugeben.
69	Butter-karamell-bonbons mit Vanille-geschmack 1 Scheibe = 50 Kalorien	70 g Butter 60 g Dextropur 30 g Vanillezucker	Butter, Dextropur und Vanillezucker schaumig rühren. Die Zuckerlmasse in eine Aluminiumfolie einrollen und im Eiskasten erstarren lassen. Die Rolle in 18 Scheiben schneiden.
70	Butter-karamell-bonbons mit Zitronen-geschmack 1 Scheibe = 50 Kalorien	75 g Butter 80 g Dextropur Zitronensaft	Butter und Dextropur schaumig rühren, den Zitronensaft nach und nach einträufeln. Weitere Zubereitung wie oben. In 18 Scheiben teilen.
71	Butter-karamell-bonbons mit Kaffee-geschmack 1 Scheibe = 50 Kalorien	75 g Butter 80 g Dextropur 1 Tube Nescafe	Butter, Dextropur und Nescafe schaumig rühren. Weitere Zubereitung wie oben. In 18 Scheiben teilen.

Nr.	Speise	Zutaten	Zubereitung
72	Arancini-zuckerln	70 g Butter 50 g Dextropur 50 g Orangeat (Arancini) Orangensaft	Butter und Dextropur schaumig rühren, die ganz fein geschnittenen Arancini und Orangensaft einrühren. Weitere Zubereitung wie oben. In 16 Scheiben teilen.
	1 Scheibe = 50 Kalorien		
73	Mayonnaise (Grundmasse)	1 Dotter 250 g Mazola (Deutsche Maizena-Werke) Zitronensaft Pfeffer	Mazola mit dem Dotter tropfenweise verrühren. Vor allem am Beginn die Mayonnaise sehr behutsam rühren. Wird die Mayonnaise zu dick, mit Zitronensaft oder Wasser verdünnen, das Öl weiter einrühren.
74	Mayonnaise (Grundmasse, im Mixbecher zuzubereiten)	1 Ei 350 g Mazola (Deutsche Maizena-Werke) Zitronensaft Pfeffer	In das ganze Ei im Mixbecher nach und nach das Öl einrühren. Bei Bedarf mit Zitronensaft oder kaltem Wasser verdünnen. Weiter Öl einrühren.

5.15 Verzeichnis der Rezepte für die eiweißgenormten Diäten mit 35, 40 und 50 g Eiweiß

Speisen	EWE	Seite	Rezeptnummer
Suppen			
Leberknödelsuppe	1	65	75
Hauptspeisen, warm			
Austerntoast	1	87	95
Berner Würstel	2	85	93
Bulgarische Omelette	2	87	96
Fischgulasch	2	81	90
Gefüllte Tomaten	1	71	81
Griebenknödel (österr. Grammelknödel)	$^1/_2$	67	77
Gratinierter Blumenkohl (Karfiol)	1	77	87
Käsepudding	2	83	92
Käsetoast	1	69	79
Krautfleckerln (österr. Nationalspeise)	0	65	76

Speisen	EWE	Seite	Rezept-nummer
Paprikahuhn	2	73	83
Rindssteak in Rahmsoße	2	75	84
Wurzelfisch	2	79	89
Hauptspeisen, kalt			
Dillgervais	1	83	91
Hauptspeisen, warm			
Biskuitpudding	1	75	85
Kakaopudding	1	71	82
Kirschenreis	1	85	94
Süßspeisen, Obstspeisen			
Kirschenkaltschale	0	71	80
Orangensalat	0	79	88
Rote Grütze	0	77	86
Beilagen			
Prinzeßkartoffeln	$^{1}/_{2}$	69	78

Tageskostplan 1/I (3 EWE, 35 g Eiweiß) **Gesamtkalorien 2074**

		EWE	Zutaten
1. Frühstück	Kaffee mit Sahne (Obers)		20 g Zucker 2 Eßl. Sahne (Obers)
	Schwarzbrot		50 g Schwarzbrot
	eiweißarmes Brot		50 g eiweißarmes Brot
	Butter		20 g Butter
	Honig		30 g Honig
	Wurst	1	50 g Wurst
2. Frühstück	Mandarinensalat		150 g Mandarinen 20 g Zucker
Mittagessen	Leberknödelsuppe Krautfleckerln (österr. Nationalspeise)	1	200 g Bouillon 30 g Rindsleber 1/2 Eidotter 30 g Weißbrot 10 g eiweißwarmes Mehl 70 g eiweißarme Fleckerln 150 g Weißkraut 40 g Kochfett
Nachmittags (Jause)	Kaffee Apfel		20 g Zucker 150 g Apfel
Abendessen	Tiroler Gröstel (österr. Nationalspeise) Jägersalat	1	150 g Kartoffeln 35 g Rindfleisch 150 g Jägersalat (österr. Chinakohl) 30 g Kochfett

Analyse

Gesamteiweiß	33,9 g
hochwertiges Eiweiß	22,7 g
Natrium	36 mval

Nr.	Speise	Zutaten	Zubereitung
75	Leber-knödelsuppe 1 EWE	30 g Rindsleber $^1/_2$ Eidotter 30 g Weißbrot 10 g eiweißarmes Mehl Majoran Pfeffer Knoblauch 10 g Butter	Die geschabte Rindsleber, das in Wasser eingeweichte Weißbrot, Eidotter, eiweißarmes Mehl, die Gewürze miteinander vermengen, etwas ziehen lassen, einen Knödel formen und in kochende Bouillon einlegen.
76	Kraut-fleckerln	150 g Weißkraut 30 g Margarine 70 g eiweißarme Fleckerln Kümmel Pfeffer	Das Weißkraut sehr fein wiegen und mit Kümmel und Margarine ohne aufgießen weich dünsten. Mit den gekochten Fleckerln vermengen, pfeffern.

Tageskostplan 2/I (3 EWE, 35 g Eiweiß) **Gesamtkalorien 2376**

		EWE	Zutaten
1. Frühstück	Kakao	1	20 g Zucker
	Weißbrot		230 g Milch
	eiweißarmes		Kakao
	Weißbrot		50 g Weißbrot
	Butter		50 g eiweißarmes Weißbrot
	Honig		20 g Butter
	Marmelade		30 g Honig
			30 g Marmelade
2. Frühstück	Bratapfel		150 g Apfel
			20 g Marmelade
			20 g Butter
Mittagessen	Eintropfsuppe	1/2	200 g Bouillon
	Griebenknödel	1/2	2 Dotter
	(österr. Grammel-		20 g eiweißarmes Mehl
	knödel)		1 Eßl. Sahne (Obers)
	Sauerkraut		50 g Kartoffelflocken
			30 g eiweißarmes Mehl
			30 g Grammeln, salzfrei
			Wasser
			150 g Sauerkraut
			40 g Kochfett
Nachmittags	Tee		20 g Zucker
(Jause)	Birne		150 g Birne
Abendessen	Gebäck		1 Gebäck
	Butter		20 g Butter
	kalter Schweine-	1	40 g Schweinefleisch
	braten		20 g Zucker
	Tee		150 g Tomaten
	Tomaten		

Analyse

Gesamteiweiß	38,1 g
hochwertiges Eiweiß	23,8 g
Natrium	52 mval

Nr.	Speise	Zutaten	Zubereitung
77	Grammelknödel 1/2 EWE	50 g Kartoffelflocken 30 g eiweißarmes Mehl 1 Dotter Wasser 30 g Grammeln 20 g Butter	Aus Kartoffelflocken, eiweißarmem Mehl, Dotter, Wasser und Muskat einen Kartoffelteig bereiten. Salzfreie Grammeln mit dem Teig umhüllen, den Knödel in kochendes Wasser einlegen und etwa 15 min kochen. Mit heißer Butter oder Grammelschmalz servieren.

Tageskostplan 3/I (3 EWE, 35 g Eiweiß) **Gesamtkalorien 2235**

		EWE	Zutaten
1. Frühstück	Hagebuttentee Hörnchen (österr. Kipferl) eiweißarmes Gebäck Butter, Marmelade 1 weiches Ei	 1	20 g Zucker 1 Kipferl 1 eiweißarmes Gebäck 20 g Butter 30 g Marmelade 1 Ei
2. Frühstück	Apfelkompott		150 g Apfel 15 g Zucker
Mittagessen	Karottengemüse Prinzeßkartoffeln Baiser mit Schlag- sahne (-obers)	 1/2 1/2	150 g Karotten 10 g eiweißarmes Mehl 150 g Kartoffeln 1 Dotter 1 Eiklar 70 g Zucker 50 g Sahne (Obers) 10 g Staubzucker 30 g Kochfett
Nachmittags (Jause)	Kaffee Orange		20 g Zucker 150 g Orange
Abendessen	Gemüsesuppe Käsetoast	 1	100 g Mischgemüse 10 g eiweißarmes Mehl 50 g Weißbrot 30 g Emmentaler 30 g Butter

Analyse

Gesamteiweiß	36,9 g
hochwertiges Eiweiß	20,6 g
Natrium	41 mval

Nr.	Speise	Zutaten	Zubereitung
78	Prinzeß-kartoffeln 1/2 EWE	150 g Kartoffeln 1 Eidotter Muskat 10 g Butter	Die gekochten, passierten Kartoffeln mit Dotter und etwas Muskat vermengen, mit dem Dressiersack Krapfen auf ein Blech spritzen und im Backrohr backen.
79	Käsetoast 1 EWE	50 g Weißbrot 30 g Emmentaler 20 g Butter	Das Weißbrot mit Butter bestreichen, mit Käse belegen und im Backrohr überbacken.

Tageskostplan 4/I (3 EWE, 35 g Eiweiß) **Gesamtkalorien 2107**

		EWE	Zutaten
1. Frühstück	Tee mit Zitrone		20 g Zucker
	Gebäck		1 Gebäck
	eiweißarmes Gebäck		50 g eiweißarmes Gebäck
	Butter		20 g Butter
	Honig		30 g Honig
	Schinken	1	35 g Schinken
2. Frühstück	Kirschenkaltschale		150 g Kirschen
			20 g Zucker
			10 g Maizena
Mittagessen	gefüllte Tomaten	1	150 g Tomaten
	Kartoffelbrei		40 g Schweinefleich
	grüner Salat		10 g Reis, roh gewogen
			2 Eßl. saurer Rahm
			150 g Kartoffelbrei
			50 g grüner Salat
			40 g Kochfett
Nachmittags (Jause)	Pfirsiche		150 g Pfirsiche
Abendessen	Kakaopudding	1	50 g eiweißarmer Zwieback
	Kompott		1 Ei
			20 g Zucker
			20 g Butter
			5 g Kakao
			1 Eßl. Sahne (Obers)
			150 g Zwetschgenröster

Analyse

Gesamteiweiß	36,0 g
hochwertiges Eiweiß	23,9 g
Natrium	35 mval

Nr.	Speise	Zutaten	Zubereitung
80	Kirschen-kaltschale	150 g Kirschen 20 g Zucker 10 g Maizena	Kirschenkompott mit in Wasser aufgelöstem Maizena eindicken, kalt servieren.
81	Gefüllte Tomaten 1 EWE	150 g Tomaten 40 g Schweinefleisch 10 g Reis, roh gewogen 20 g Butter 2 Eßl. saure Sahne (Rahm) Zwiebel Majoran Pfeffer Petersilie	Die Tomaten aushöhlen. Faschiertes Schweinefleisch mit gekochtem Reis, angerösteten Zwiebeln, Majoran und Pfeffer vermengen, in die Tomaten füllen, mit gehackter Petersilie bestreuen, mit saurem Rahm übergießen und im Rohr braten.
82	Kakao-pudding 1 EWE	50 g eiweißarmer Zwieback 1 Ei 20 g Zucker 20 g Butter 5 g Kakao 1 Eßl. Sahne (Obers)	Den Zwieback zerbröckeln, in Sahne (Obers) einweichen, mit einer Gabel zerdrücken und Eidotter, Zucker, Kakao und Butter unterrühren. Den steif geschlagenen Eischnee unterziehen, die Puddingmasse in eine ausgefettete, ausgebröselte Puddingform füllen und $^{1}/_{2}$ Stunde im Wasserbad kochen.

Tageskostplan 1/II (4 EWE, 40 g Eiweiß) **Gesamtkalorien 2330**

		EWE	Zutaten
1. Frühstück	Kaffee mit Milch	1	20 g Zucker
	Milchbrot		230 g Milch
	eiweißarmes Gebäck		50 g Milchbrot
	Butter		50 g eiweißarmes Gebäck
	Honig		20 g Butter
	Marmelade		30 g Honig
			30 g Marmelade
2. Frühstück	Erdbeeren mit		150 g Erdbeeren
	Schlagsahne (-obers)		50 g Schlagsahne (-obers)
			20 g Zucker
Mittagessen	Paprikahuhn	2	70 g Hühnerfleisch
	Hörnchen		10 g eiweißarmes Mehl
	Gurkensalat		1 Eßl. saurer Rahm
			70 g eiweißarme Hörnchen
			150 g Gurken
			40 g Kochfett
Nachmittags (Jause)	Orange		150 g Orangen
Abendessen	Gebratene		50 g Augsburger
	Augsburger	1	150 g Kartoffeln
	Kartoffeln		150 g Kohlrüben
	Kohlrübengemüse		10 g eiweißarmes Mehl
			1 Eßl. saurer Rahm
			30 g Kochfett

Analyse

Gesamteiweiß	42,2 g
hochwertiges Eiweiß	31 g
Natrium	36 mval

Nr.	Speise	Zutaten	Zubereitung
83	Paprikahuhn (2 EWE)	1/4 Brathuhn 20 g Butter 10 g eiweißarmes Mehl 1 Eßl. saurer Rahm Zwiebel Paprika Kümmel Majoran Pfeffer evtl. Essig	Das Brathuhn mit Zwiebel und Butter anbraten und weichdünsten. 65 g gebratenes, abgelöstes Hühnerfleisch mit dem Bratensaft und den Gewürzen etwas dünsten und mit Mehl und saurem Rahm binden.

Tageskostplan 2/II (4 EWE, 40 g Eiweiß) **Gesamtkalorien 2347**

		EWE	Zutaten
1. Frühstück	Milch mit Honig Gebäck eiweißarmes Gebäck Butter Marmelade	1	230 g Milch 50 g Honig 50 g Gebäck 50 g eiweißarmes Gebäck 20 g Butter 30 g Marmelade
2. Frühstück	Radieschen		150 g Radieschen
Mittagessen	Rindsteak in Rahmsoße Nockerln Pfirsichkompott	2	70 g Lungenbraten 10 g Speck 10 g eiweißarmes Mehl 1 Eßl. saurer Rahm 50 g eiweißarmes Mehl 30 g Kochfett 150 g Pfirsiche 20 g Zucker
Nachmittags (Jause)	Tee Zwetschgen		20 g Zucker 150 g Zwetschgen
Abendessen	Biskuitpudding Apfelkompott	1	1 Ei 40 g eiweißarmes Mehl 40 g Zucker 140 g Butter 150 g Apfel 15 g Zucker

Analyse

Gesamteiweiß	38,2 g
hochwertiges Eiweiß	26,9 g
Natrium	29 mval

Nr.	Speise	Zutaten	Zubereitung
84	Rindssteak in Rahmsoße 2 EWE	70 g Lungenbraten 10 g Speck 10 g eiweißarmes Mehl 1 Eßl. saurer Rahm 10 g Margarine	Die dünne Scheibe vom Lungenbraten mit Speck spicken, pfeffern und in Fett drei Minuten auf der einen und drei Minuten auf der anderen Seite abbraten. Auf einen gewärmten Teller geben. Den Bratensatz mit drei Eßlöffel Bouillon oder Wasser aufgießen, mit Mehl und saurer Sahne (Rahm) binden, verkochen, den Bratensaft über das Steak geben.
85	Biskuitpudding 1 EWE	1 Ei 40 g eiweißarmes Mehl 40 g Zucker 10 g Butter Vanillezucker	Das Eiklar steif aufschlagen, Zukker nach und nach einschlagen, Mehl, Dotter, Vanillezucker und zerlassene Butter unterziehen. Die Puddingmasse in eine ausgefettete, ausgebröselte Puddingform füllen und $^1/_2$ Stunde im Wasserbad kochen.

Tageskostplan 3/II (4 EWE, 40 g Eiweiß) **Gesamtkalorien 2571**

		EWE	Zutaten
1. Frühstück	Tee		20 g Zucker
	Schwarzbrot		50 g Schwarzbrot
	eiweißarmes Brot		50 g eiweißarmes Brot
	Streichkäse	1	45 g Schmelzkäse
	Butter		20 g Butter
	Marmelade		30 g Marmelade
2. Frühstück	Rote Grütze		50 g Himbeersaft
			100 g Wasser
			15 g Grieß, eiweißarm
			10 g Zucker
			100 g Himbeeren
Mittagessen	Reisfleisch	2	80 g Schweinefleisch
	gemischter Salat		50 g Reis, roh gewogen
			50 g grüner Salat
			50 g Tomatensalat
			50 g Selleriesalat
			40 g Kochfett
Nachmittags (Jause)	Melone		150 g Melone
Abendessen	Gratinierter Blumenkohl (Karfiol)	1	150 g Blumenkohl (Karfiol)
	Kopfsalat		1 Ei
			30 g eiweißarmes Mehl
			50 g Sahne (Obers)
			30 g Butter
			10 g Öl
			50 g Kopfsalat

Analyse

Gesamteiweiß	43,9 g
hochwertiges Eiweiß	27,1 g
Natrium	43 mval

Nr.	Speise	Zutaten	Zubereitung
86	Rote Grütze	50 g Himbeersaft 100 g Wasser 15 g eiweißarmer Grieß 10 g Zucker 100 g Himbeeren	Himbeersaft, Zucker, Wasser und Zitronensaft aufkochen, den Grieß einlaufen lassen, 2 Minuten kochen, in eine Glasschüssel füllen und erstarren lassen. Stürzen und mit frischen Himbeeren oder mit Himbeerkompott garnieren.
87	Gratinierter Blumenkohl 1 EWE	150 g Blumenkohl (Karfiol) 30 g eiweißarmes Mehl 30 g Butter 50 g Sahne (Obers) 100 g Wasser Petersilie Muskat	Das Mehl in Butter hell anlaufen lassen, mit dem Sahne- (Obers-) Wassergemisch aufgießen und gut verkochen. Unter das etwas überkühlte Bechamel Eidotter, gehackte Petersilie, Muskat und den steifgeschlagenen Eischnee ziehen. Den gekochten Blumenkohl (Karfiol) in eine Auflaufform schichten, mit Bechamel übergießen und backen.

Tageskostplan 4/II (4 EWE, 40 g Eiweiß) **Gesamtkalorien 2139**

		EWE	Zutaten
1. Frühstück	Pfefferminztee		20 g Zucker
	Kartoffelbrot		50 g Kartoffelbrot
	eiweißarmes Brot		50 g eiweißarmes Brot
	Butter		20 g Butter
	Schnittlauchgervais	1	50 g Gervais
	Marmelade		30 g Marmelade
2. Frühstück	Orangensalat		150 g Orangen
			20 g Zucker
Mittagessen	Wurzelfisch	2	80 g Schollefilet
	Petersilienkartoffeln		150 g Wurzelgemüse
			150 g Kartoffeln
			40 g Kochfett
Nachmittags	Kaffee		20 g Zucker
(Jause)	Grapefruit		150 g Grapefruit
Abendessen	Brot		50 g Schwarzbrot
	Butter		20 g Butter
	Mortadella	1	55 g Mortadella
	grüner Paprika		1 grüner Paprika
	Tee		20 g Zucker

Analyse

Gesamteiweiß	42,5 g
hochwertiges Eiweiß	30,7 g
Natrium	44 mval

Nr.	Speise	Zutaten	Zubereitung
88	Orangensalat	150 g Orange 20 g Zucker evtl. Zitronensaft oder Kognak	Von der geschälten Orange die weiße Haut abziehen, die Frucht halbieren, dünnblättrig schneiden und einzuckern. Eventuell mit Zitronensaft oder Kognak beträufeln.
89	Wurzelfisch 2 EWE	150 g Wurzelgemüse 20 g Butter 80 g Schollefilet Pfefferkorn Lorbeerblatt Petersilie evtl. Essig	Das grob gerissene Wurzelgemüse (Karotten, Sellerie, Petersilie) mit Butter, Pfefferkorn und Lorbeerblatt weich dünsten. Das Schollefilet dazugeben, überdünsten, mit gehackter Petersilie servieren.

Tageskostplan 1/III (5 EWE, 50 g Eiweiß) **Gesamtkalorien 2214**

		EWE	Zutaten
1. Frühstück	Milchkaffee	1	230 g Milch,
	Hörnchen (österr. Kipferl)		20 g Zucker
			1 Kipferl
	eiweißarmes Gebäck		50 g eiweißarmes Gebäck
	Butter		20 g Butter
	Honig		30 g Honig
	Marmelade		30 g Marmelade
2. Frühstück	Ananas mit Schlagsahne (Obers)		2 Ananasscheiben
			50 g Schlagsahne (Obers)
			20 g Zucker
Mittagessen	Fischgulasch	2	80 g Kabeljaufilet
	Kümmelkartoffel		50 g Zwiebel
	Gurkensalat		10 g eiweißarmes Mehl
			1 Eßl. saure Sahne (Rahm)
			150 g Kümmelkartoffel
			150 g Gurken
			40 g Kochfett
Nachmittags (Jause)	Aprikosen (Marillen)		150 g Aprikosen (Marillen)
Abendessen	Brot		50 g Brot
	Butter		20 g Butter
	Buttermilch	1	200 g Buttermilch
	Paprika		2 grüne Paprika
	Schinken	1	35 g Schinken

Analyse

Gesamteiweiß	50,8 g
hochwertiges Eiweiß	37,5 g
Natrium	46 mval

Nr.	Speise	Zutaten	Zubereitung
90	Fischgulasch 2 EWE	80 g Kabeljaufilet 20 g Margarine 50 g Zwiebel 10 g eiweißarmes Mehl 1 Eßl. saure Sahne (Rahm) Paprika Essig Kümmel Pfeffer Knoblauch	Die feingeschnittenen Zwiebeln in Margarine hell anlaufen lassen, mit Paprika stauben, einmal durchrösten, aufgießen und mit den Gewürzen weich dünsten. Die Soße mit eiweißarmem Mehl und saurer Sahne (Rahm) binden, die Fischstücke dazu geben und weich dünsten.

Tageskostplan 2/III (5 EWE, 50 g Eiweiß) **Gesamtkalorien 2368**

		EWE	Zutaten
1. Frühstück	Hagebuttentee		20 g Zucker
	Schwarzbrot		50 g Schwarzbrot
	eiweißarmes Gebäck		50 g eiweißarmes Gebäck
	Butter		20 g Butter
	Dillgervais	1	50 g Gervais
	Marmelade		30 g Marmelade
2. Frühstück	Birne		150 g Birne
Mittagessen	Geröstete Leber	2	70 g Kalbsleber
	Petersilienkartoffel		150 g Kartoffeln
	gemischter Salat		50 g Spargel
			50 g Tomaten
			50 g Kopfsalat
			30 g Kochfett
Nachmittags	Mokka		10 g Zucker
(Jause)	Mandarinen		150 g Mandarinen
Abendessen	Käsepudding	2	40 g eiweißarmes Mehl
	Tomatensoße		40 g Butter
			30 g Emmentaler
			1 Ei
			50 g Sahne (Obers) Wasser
			50 g tiefgek. Tomatenmark
			20 g eiweißarmes Mehl
			10 g Butter

Analyse

Gesamteiweiß	48,6 g
hochwertiges Eiweiß	37,5 g
Natrium	34 mval

Nr.	Speise	Zutaten	Zubereitung
91	Dillgervais 1 EWE	50 g Gervais Dill	Den Gervais mit feingeschnittener Dille verrühren.
92	Käsepudding 2 EWE	40 g eiweißarmes Mehl 40 g Butter 50 g Sahne (Obers) 100 g Wasser 1 Ei 30 g Emmentaler Muskat	Das Mehl in Butter hell anlaufen lassen, mit dem Wasser-Sahne-(Obers)-Gemisch aufgießen und gut verkochen. Unter das etwas überkühlte Bechamel werden der geriebene Käse, Eidotter, Muskat und steif geschlagener Eischnee gezogen. In eine ausgefettete, ausgebröselte Puddingform füllen und $^1/_2$ Stunde im Wasserbad kochen. Gleich servieren.

Tageskostplan 3/III (5 EWE, 50 g Eiweiß) **Gesamtkalorien 2577**

		EWE	Zutaten
1. Frühstück	Tee		20 g Zucker
	Grahambrötchen		1 Grahambrötchen
	eiweißarmes Brot		50 g eiweißarmes Brot
	Butter		20 g Butter
	Honig		30 g Honig
	Ei im Glas	1	1 Ei
2. Frühstück	Apfelmus		150 g Apfelmus
			20 g Zucker
Mittagessen	Berner Würstel	2	50 g Frankfurter
	Kartoffelsalat		30 g Emmentaler
	Tomatensalat		10 g Speck
			150 g Kartoffeln
			150 g Tomaten
			30 g Kochfett
Nachmittags (Jause)	Banane		150 g Banane
Abendessen	Kirschenreis	1	50 g Reis
	Vanillecreme	1	200 g Milch
			40 g Zucker
			50 Kirschenkompott
			10 g Butter
			250 g Milch
			15 g Puddingpulver
			20 g Zucker

Analyse

Gesamteiweiß	49,2 g
hochwertiges Eiweiß	37,5 g
Natrium	54 mval

Nr.	Speise	Zutaten	Zubereitung
93	Berner Würstel 2 EWE	50 g Frankfurter 30 g Emmentaler 10 g Speck	$^1/_2$ Paar Frankfurter der Länge nach halbieren, den Emmentaler einlegen, das Würstel mit dem Speckstreifen umwickeln, mit 2 Zahnstocher feststecken und im Backrohr braten oder grillen.
94	Kirschenreis 1 EWE	50 g Reis 200 g Milch 40 g Zucker 50 g Kirschen-kompott 10 g Butter Vanillezucker	Den Reis in Butter etwas anlaufen lassen, den Zucker, die Kompottfrüchte, Vanillezucker und die heiße Milch dazu geben und ausdünsten lassen.

Tageskostplan 4/III (5 EWE, 50 g Eiweiß) **Gesamtkalorien 2046**

		EWE	Zutaten
1. Frühstück	Tee mit Zitrone Austerntoast eiweißarmes Gebäck Butter Marmelade	1	20 g Zucker 50 g Toastbrot 40 g Austern 20 g Butter 50 g eiweißarmes Gebäck 30 g Marmelade
2. Frühstück	Apfel		150 g Apfel
Mittagessen	Bulgarische Omelette Kartoffeln	2	2 Eier 50 g Zwiebel 50 g Tomaten 50 g grüner Paprika 150 g Kartoffeln 40 g Kochfett
Nachmittags (Jause)	Kaffee Kirschenkompott		20 g Zucker 150 g Kirschen 20 g Zucker
Abendessen	Fleischhörnchen grüner Salat	2	70 g Kalbfleisch 50 g Hörnchen 50 g grüner Salat 20 g Kochfett

Analyse

Gesamteiweiß	52,3 g
hochwertiges Eiweiß	37,8 g
Natrium	28 mval

Nr.	Speise	Zutaten	Zubereitung
95	Austerntoast 1 EWE	50 g Toastbrot 40 g Austern 10 g Butter Zitronen- scheibe	Das Toastbrot dünn mit Butter bestreichen, mit geräucherten Austern aus der Dose belegen und im heißen Backrohr überbacken. Mit einer Zitronenscheibe servieren.
96	Bulgarische Omelette 2 EWE	2 Eier 1 Eßl. Milch 50 g Zwiebel 50 g grüner Paprika 50 g Tomaten 30 g Margarine Kümmel Knoblauch Pfeffer Paprika Petersilie	Die 2 Eier mit 1 Eßl. Milch und gehackter Petersilie verrühren, eine Eiomelette davon backen, füllen und gleich servieren. Fülle: Die feingeschnittenen Zwiebeln in Margarine glasig rösten, den Paprika dazugeben, halbweich dünsten, die in Vierteln geteilte Tomate hinzufügen und mit den Gewürzen weich dünsten.

5.16 Dialysediät
(Eiweißgenormte Diät mit 0,8 g biologisch hochwertigem Eiweiß pro kg Körpergewicht)

Speisen	EWE	KE	Seite	Rezeptnummer
SUPPEN				
Hirnsuppe	1		113	145
Rahmsuppe	1	1	111	144
HAUPTSPEISEN, warm				
Beefsteak a la maison	2	1	113	149
Butterschnitzel	2		111	142
Curry-Kalbskotelett	2		91	99
eingemachtes Kalbfleisch	2		99	113
gebackene Schinkenhörnchen	2		111	143
gebratene Scholle	2		105	127
Ham and eggs	2		109	136
Hirn mit Ei	2		97	109
Kalbsbeuschel	2		93	104
Kalbssteak mit Kräuterbutter (österr. Maitrebutter)	2		93	102, 103
Kalbsschnitzel Romulus	2		91	100
Kartoffelauflauf	2	2	109	138
Krautwickel	1	2	91	98
saurer Rahmpudding	2		109	140
Spargelomelette	2	1	107	135
Tomatenfisch	2	2	105	131
Würstel im Blätterteig	2		109	139
Zwiebelrostbraten	2		91	97
HAUPT- und ZWISCHENGERICHTE, kalt				
Eierbrötchen	1	1	93	101
gefülltes Ei	1		105	129
Hühnersandwich	2		113	146
kalter gefüllter Paprika	2	1	113	148
spanischer Salat	$2^1/_2$	1	101	121
Tartarenkäse	1		101	118
Tartarensandwich	1		105	128
Wurst-Gemüsesalat	1	1	97	110

Speisen	EWE	KE	Seite	Rezept-nummer
HAUPT- und ZWISCHENGERICHTE, süß				
Cremeapfel	1	1	109	137
Fruchtgrieß	1	1	111	141
Fruchtjoghurt	1	1	95	105
Honigmilch	1		113	147
Kaffebaiser	1/2		101	120
Kaffeesahne-(obers)krapfen	1		99	116
Kirschenstrudel		2	99	114
Komteßapfel (österr. Nationalspeise)	1	1	95	107
Aprikosen-(Marillen)taschen		1	103	126
Milchgrieß	2		95	108
Obsttörtchen	1	1	99	115
Obstsuppe		2	97	112
Pfannkuchen (Palatschinken)	2		103	125
Reisauflauf	2		103	124
Schwedischer Tee	1		105	130
Quark-(Topfen)creme mit Früchten	1	1	103	122
Quark-(Topfen)nudelauflauf	2		107	133
Zwiebackpudding	1		95	106
GEMÜSE, SALATE, BEILAGEN				
Dillkartoffel		3	107	132
eingebrannte Kartoffel	1	2	107	134
gegrillte Tomaten		1	103	123
Spargel mit holländischer Soße	1	1	97	111
Zwiebelsoße		1	101	119

Tageskostplan 1/1 (6 EWE) **Gesamtkalorien 2560**

		EWE	KE	Zutaten
1. Frühstück	Tee mit Zitrone			20 g Zucker
	eiweißarmes Brot			100 g eiweißarmes Brot
	Butter			20 g Butter
	Honig			30 g Honig
	weiches Ei	1		1 Ei
2. Frühstück	eiweißarmes Brot			50 g eiweißarmes Brot
	Butter			20 g Butter
	Emmentaler	1		35 g Emmentaler[a]
	Apfel		1	145 g Apfel
Mittagessen	Zwiebelrostbraten	2		70 g Rindfleisch
	eiweißarme Hörnchen			Zwiebel
	(Aprotenhörnchen)			50 g Aprotenhörnchen
	Tomatensalat		2	150 g Tomaten
				20 g Kochfett
Nachmittags	Pudding mit	1		230 g Milch
(Jause)	Himbeersaft			20 g Puddingpulver
				20 g Zucker
				50 g Himbeersaft
Abendessen	Krautwickel	1	2	1 Krautblatt
				40 g Schweinefleisch
				60 g Reis, roh gewogen
				40 g Tomatenmark
				10 g eiweißarmes Mehl
				Zucker
				20 g Kochfett

Analyse		% der Gesamtkalorien
Gesamteiweiß	47,3 g	7,4
hochwertiges Eiweiß	40,9 g	
nicht-hochwertiges Eiweiß	6,4 g	
Fett	113,3 g	41,6
Kohlenhydrate	316,0 g	51
Kalorien	2560	
Wasser	900 ml	
Natrium	20,4 mval	
Kalium	46,8 mval	
Calcium	740 mg	
Phosphor	890 mg	

[a] 1 gesalzene EWE

Nr.	Speise	Zutaten	Zubereitung
97	Zwiebel-rostbraten (2 EWE)	70 g Rindfleisch eiweißarmes Mehl Zwiebel Schmalz Pfeffer Pfefferkorn	Ein Rinderschnitzel vom Rippenstück (österr. Beiried) oder Rostbraten klopfen, pfeffern, eine Seite in Mehl tauchen und mit der bemehlten Seite zuerst mit einem Stück Zwiebel in Schmalz anbraten, aufgießen und mit Pfefferkorn weich dünsten. Viel ringelig geschnittene Zwiebeln in viel Schmalz hell backen, mit einem Sieb herausnehmen und über den fertigen Rostbraten geben.
98	Krautwickel (1 EWE, 2 KE)	1 Krautblatt 40 g Schweinefleisch 10 g Reis 10 g Speck 40 g Tomatenmark 10 g eiweißarmes Mehl 20 g Kochfett Majoran Zwiebel Zucker	Ein Krautblatt mit kochend heißem Wasser überbrühen. Das faschierte Schweinefleisch mit 30 g gekochtem Reis, Majoran und feingeschnittenen, angerösteten Zwiebeln vermengen und im Krautblatt einrollen. Den Speck kleinwürfelig schneiden und anrösten, die Krautrolle dazugeben, anbraten, aufgießen und halbweich dünsten. Das Tomatenmark dazugeben, fertig dünsten. Die Krautrolle herausnehmen, die Soße mit Mehl eindicken, etwas süßen und über die Krautroulade geben.
99	Curry-Kalbskotelett (2 EWE)	150 g Kalbskotelett (mit Knochen gewogen) Margarine Zwiebel natriumarmes Curry 1 Kl. saur. Rahm eiweißarmes Mehl	Das Kalbskotelett mit einer Seite in Mehl tauchen, in Margarine abbraten, herausnehmen. Feingeschnittene Zwiebeln in der Bratpfanne kurz anrösten, mit Curry würzen und mit saurem Rahm und Wasser gut verkochen. Die Soße über das Kalbskotelett geben.
100	Kalbsschnitzel Romulus (2 EWE)	70 g Kalbfleisch Butter Petersilie 1 Eßl. Weißwein	Das geklopfte, auf einer Seite dick mit gehackter Petersilie bestrichene Kalbsschnitzel wird mit der „Petersilienseite“ nach unten in Butter angebraten, zweite Seite abbraten, mit Weißwein und Wasser aufgießen und weich dünsten.

Tageskostplan 2/1 (6 EWE) **Gesamtkalorien 2278**

		EWE	KE	Zutaten
1. Frühstück	Milch	1		230 g Milch
	eiweißarmes Brot			100 g eiweißarmes Brot
	Butter			20 g Butter
	Honig			30 g Honig
	Marmelade			30 g Marmelade
2. Frühstück	Eierbrötchen	1	1	50 g eiweißarmes Brot
				1 Ei
				10 g Butter
				65 g Tomaten
Mittagessen	Kalbssteak	2		70 g Kalbssteak
	Kartoffeln		2	120 g Kartoffeln
	Karotten		1	70 g Karotten
				Zucker
				20 g Kochfett
Nachmittags	eiweißarmes Brot			50 g eiweißarmes Brot
(Jause)	Schnittlauchgervais	1		50 g Gervais
				Schnittlauch
Abendessen	eiweißarmes Brot			50 g eiweißarmes Brot
	Butter			10 g Butter
	Leberpastete	1		50 g Leberpastete[a]
	Radieschen		1	75 g Radieschen
	Tee			20 g Zucker

Analyse		% der Gesamtkalorien
Gesamteiweiß	48,3 g	8,5
hochwertiges Eiweiß	44,6 g	
nicht-hochwertiges Eiweiß	3,7 g	
Fett	119,2 g	47,7
Kohlenhydrate	248 g	43,8
Kalorien	2278	
Wasser	720 ml	
Natrium	29,2 mval	
Kalium	45,7 mval	
Kalzium	449 mg	
Phosphor	764 mg	

[a] 1 gesalzene EWE

Nr.	Speise	Zutaten	Zubereitung
101	Eierbrötchen (1 EWE, 1 KE)	50 g eiweißarmes Brot 1 Ei 10 g Butter 65 g Tomaten Schnittlauch	Das Butterbrot abwechselnd mit Scheiben von hartgekochtem Ei und mit Tomatenscheiben belegen. Mit feingeschnittenem Schnittlauch bestreuen.
102	Kalbssteak (2 EWE)	70 g Kalbfleisch Öl Pfeffer evtl. Maîtrebutter	Eine Scheibe vom Frikandeau leicht pfeffern, einölen und etwas ziehen lassen. Mit Öl drei Minuten in einer kleinen Pfanne auf der einen und drei Minuten auf der anderen Seite rasch abbraten. Auf einen heißen Teller geben. Die Pfanne mit 2 Eßlöffel Wasser oder Brühe aufgießen, gut verkochen, den Saft über das Kalbssteak geben. Oder das angerichtete Kalbssteak mit einer Scheibe Maîtrebutter belegen.
103	Kräuterbutter (österr. Maîtrebutter) (0 EWE, 0 KE)	Butter Petersilie Estragon oder Schnittlauch oder Dill	Schaumig gerührte Butter mit den feingehackten Kräutern verrühren. Eine Rolle formen, in Aluminiumfolie einschlagen und im Eiskasten erstarren lassen.
104	Kalbslungenhaschee (österr. Kalbsbeuschel) (2 EWE)	50 g gekochtes Beuschel 20 g eiweißarmes Mehl Butter oder Margarine 1 Eßl. saurer Rahm Wurzelgemüse Essig Lorbeerblatt Pfefferkorn Zwiebel Petersilie Knoblauch Majoran	Kalbsbeuschel wird mit Wurzelgemüse, Zwiebel, Lorbeerblatt und Pfefferkorn weichgekocht. Dünnstreifig schneiden. 50 g von diesem gekochten Beuschel wird mit einer hellen Mehlschwitze (Einmach) gebunden, mit saurem Rahm und den angegebenen Gewürzen würzen.

Tageskostplan 3/1 (6 EWE) **Gesamtkalorien 2311**

		EWE	KE	Zutaten
1. Frühstück	Hagebuttentee			20 g Zucker
	eiweißarmes Brot			100 g eiweißarmes Brot
	Butter			20 g Butter
	Kümmelquark (-topfen)	1		50 g Quark (Topfen)
2. Frühstück	Fruchtjoghurt	1	1	230 g Joghurt
				145 g Erdbeeren
Mittagessen	Wiener Schnitzel	2		70 g Schweinefleisch
	Kartoffelsalat		2	Panier
	Gurkensalat		1	120 g Kartoffeln
				140 g Gurken
				20 g Kochfett
Nachmittags (Jause)	Fischbrötchen	1		50 g eiweißarmes Brot
				10 g Butter
				35 g Räucheraal[a]
Abendessen	Zwiebackpudding	1		50 g eiweißarmer Zwieback
	Zwetschgenkompott		1	1 Ei
				2 Eßl. Orangensaft
				10 g Butter
				20 g Zucker
				Vanillezucker
				115 g Zwetschgen
				20 g Zucker

Analyse		% der Gesamtkalorien
Gesamteiweiß	47,9 g	8,4
hochwertiges Eiweiß	43,8 g	
nicht-hochwertiges Eiweiß	4,1 g	
Fett	114,2 g	45,9
Kohlenhydrate	257,5 g	45,7
Kalorien	2311	
Wasser	870 ml	
Natrium	24 mval	
Kalium	44,8 mval	
Kalzium	543 mg	
Phosphor	884 mg	

[a] 1 gesalzene EWE

Nr.	Speise	Zutaten	Zubereitung
105	Fruchtjoghurt (1 EWE, 1 KE)	230 g Joghurt 145 g Erdbeeren 20 g Zucker Rum	Die Erdbeeren kleinschneiden, mit Rum beträufeln und einzuckern. $^1/_2$ Stunde ziehen lassen. In eine Glasschüssel geben, den Joghurt darüber leeren.
106	Zwieback-pudding (1 EWE)	50 g eiweißarmer Zwieback 1 Ei 2 Eßl. Orangensaft 10 g Butter 20 g Zucker Vanillezucker Orangenschale	Den eiweißarmen Zwieback zerbröckeln, in Orangensaft einweichen und mit der Gabel zerdrükken. Butter, Zucker, Vanillezucker und Dotter schaumig rühren, die Zwiebackmasse untermengen. Das Eiklar steif aufschlagen und mit etwas geriebenen Orangenschalen unter die Puddingmasse ziehen. In eine ausgebutterte, ausgebröselte Puddingform füllen und $^1/_2$ Stunde im Wasserbad kochen.
107	Komteßapfel (1 EWE, 1 KE)	145 g Apfel Marmelade 2 Eiklar 40 g Kristallzucker 50 g Staubzucker	Einen geschälten Apfel, von dem das Kerngehäuse ausgestochen wurde, in Zuckerwasser weich dünsten. Mit Marmelade füllen und auf ein Backblech oder in eine Pfanne geben. Das Eiklar steif aufschlagen, Kristallzucker nach und nach einschlagen, den Staubzucker unterziehen. Den Apfel damit aufspritzen und im heißen Rohr kurz überbacken. Die Spitzen der Windmasse sollen gerade etwas gebräunt sein.
108	Milchgrieß (2 EWE)	460 g Milch 40 g eiweißarmer Grieß 20 g Zucker Butter Zimt, Zucker	Die Milch zum Kochen bringen, den Grieß einlaufen lassen, 5 Minuten kochen, süßen, noch 2 Minuten kochen. Mit Butter, Zimt und Zucker servieren.

Tageskostplan 4/1 (6 EWE) — Gesamtkalorien 2250

		EWE	KE	Zutaten
1. Frühstück	Tee			20 g Zucker
	eiweißarmes Brot			100 g eiweißarmes Brot
	Butter			20 g Butter
	Honig			30 g Honig
	Roastbeef	1		35 g Rindfleisch
2. Frühstück	eiweißarmes Gebäck			50 g eiweißarmes Gebäck
	Liptauer	1		50 g Quark (Topfen)
Mittagessen	Hirn mit Ei	2		1 Ei
	Kartoffelbrei		2	70 g Kalbshirn
	grüner Salat		1	120 g Kartoffeln
				90 g grüner Salat
				20 g Kochfett
Nachmittags	Biskuitomelette	1		1 Ei
(Jause)	Kirschenkompott		1	30 g Zucker
				25 g eiweißarmes Mehl
				Marmelade
				85 g Kirschen
				10 g Zucker
Abendessen	eiweißarmes Brot			100 g eiweißarmes Brot
	Butter			10 g Butter
	Wurst-Gemüsesalat	1	1	55 g Knackwurst[a]
	Tee			30 g Tomaten
				50 g Paprika
				Zwiebel
				10 g Öl
				20 g Zucker

Analyse

		% der Gesamtkalorien
Gesamteiweiß	47,7 g	8,6
hochwertiges Eiweiß	43,3 g	
nicht-hochwertiges Eiweiß	4,4 g	
Fett	96 g	38,8
Kohlenhydrate	292,7 g	52,5
Kalorien	2250	
Wasser	540 ml	
Natrium	33,4 mval	
Kalium	40,3 mval	
Kalzium	180 mg	
Phosphor	848 mg	

[a] 1 gesalzene EWE

Nr.	Speise	Zutaten	Zubereitung
109	Hirn mit Ei (2 EWE)	70 g Kalbshirn 1 Ei Butter oder Margarine Petersilie	Das Hirn abziehen, fein hacken und abwiegen. Die gehackte Petersilie in Butter kurz anlaufen lassen, das Hirn dazugeben, gut durchrösten, das zerklopfte Ei untermengen und leicht stocken lassen. Eventuell pfeffern.
	Biskuitomelette (1 EWE)	siehe Rezept Nr. 54	
110	Wurst-Gemüsesalat (1 EWE, 1 KE)	55 g Knackwurst 30 g Tomaten 50 g Paprika Zwiebel, Essig Öl, Majoran	Die nudelig oder blättrig geschnittenen Zutaten werden mit den angegebenen Gewürzen mariniert.
111	Spargelgemüse mit sauce hollandaise (1 EWE, 1 KE)	90 g Spargel 2 Eidotter 80 g Butter 3 Eßl. Gewürzreduktion Essig Wurzelgemüse Zwiebel Pfefferkörner Lorbeerblatt	Den heißen Spargel mit holländischer Soße übergießen und gleich servieren. Holländische Soße: 2 Eidotter mit 3 Eßlöffel Gewürzreduktion vermengen und im Wasserbad dickschaumig aufschlagen. Die zerlassene, nicht heiße Butter nach und nach einschlagen. Mit Zitronensaft oder Essig abwürzen. Gewürzreduktion: $^1/_2$ l Essigwasser mit Wurzelgemüse, Zwiebel, Pfefferkörnern und Lorbeerblatt zustellen und eine Stunde auskochen. 3 Eßlöffel davon für die Zubereitung der Soße verwenden.
112	Obstsuppe (1 KE)	85 g Kirschen 20 g Zucker 100 g Weißwein 10 g Maizena	3–4 Kirschen vom Kirschenkompott weglegen, den Rest des Kompottes mit Weißwein mixen, mit Maizena eindicken, die weggelegten Kirschen halbieren oder vierteln und als Einlage geben.

Tageskostplan 1/2 (7 EWE) **Gesamtkalorien 2950**

		EWE	KE	Zutaten
1. Frühstück	Milchkaffee	1		230 g Milch
	eiweißarmes Brot			20 g Zucker
	Butter			100 g eiweißarmes Brot
	Honig			30 g Honig
	Marmelade			30 g Marmelade
				20 g Butter
2. Frühstück	eiweißarmes Gebäck			50 g eiweißarmes Gebäck
	Butter			10 g Butter
	Schinken	1		35 g Schinken[a]
	Apfel		1	145 g Apfel
Mittagessen	eingemachtes			70 g Kalbfleisch
	Kalbfleisch	2		10 g eiweißarmes Mehl
	eiweißarme Hörn-			1 Eßl. saurer Rahm
	chen (Aproten-			70 g Aprotenhörnchen
	hörnchen)			1 Bl. Strudelteig
	Kirschenstrudel		2	10 g Semmelbrösel
				170 g Kirschen
				30 g Zucker
				30 g Kochfett
Nachmittags	eiweißarmes Brot			50 g eiweißarmes Brot
(Jause)	Butter			10 g Butter
	Ei	1		1 Ei
Abendessen	salzarme Würstel	2		100 g Würstel
	Kartoffelsalat		2	120 g Kartoffel
	Tee			10 g Öl
				20 g Zucker

Analyse		% der Gesamtkalorien
Gesamteiweiß	55,0 g	7,9
hochwertiges Eiweiß	50,3 g	
nicht-hochwertiges Eiweiß	4,7 g	
Fett	124,4 g	41,0
Kohlenhydrate	352,7 g	51,1
Kalorien	2950	
Wasser	910 ml	
Natrium	40,3 mval	
Kalium	49,3 mval	
Kalzium	414 mg	
Phosphor	750 mg	

[a] 1 gesalzene EWE

Nr.	Speise	Zutaten	Zubereitung
113	Eingemachtes Kalbfleisch (2 EWE)	70 g Kalbfleisch Zwiebel Wurzelgemüse 10 g Mehl Butter oder Margarine 1 Eßl. saurer Rahm Petersilie	Das in 2–3 Stücke geteilte Kalbfleisch mit einem Stück Zwiebel und etwas Wurzelgemüse anbraten, aufgießen und kernweich dünsten. Gehackte Petersilie in Fett kurz anlaufen lassen, das Mehl dazugeben, hell anrösten, das Kalbfleisch damit einmachen. Mit saurem Rahm, eventuell mit Pfeffer würzen.
114	Kirschenstrudel (2 KE)	1 Blatt Strudelteig 10 g Semmelbrösel 170 g Kirschen 30 g Zucker Zimt 20 g Butter	Ein Strudelblatt bezuckern, einmal zusammenfalten und mit in Butter angerösteten Semmelbröseln bestreuen, die entkernten Kirschen auflegen, zuckern, mit Zimt bestäuben und einrollen. Den Strudel mit Butterflocken belegen und im heißen Rohr backen.
115	Obsttörtchen (1 EWE, 1 KE)	1 Ei 30 g Zucker 25 g eiweißarmes Mehl 85 g Kirschenkompott Marmelade Schlagsahne (-obers) Zucker	Das Eiklar steif aufschlagen, den Zucker nach und nach einschlagen, Mehl und Eidotter unterziehen. In einer kleinen Form hell backen. Den Biskuitboden dünn mit Marmelade bestreichen, mit Kompottkirschen belegen und mit steif geschlagener, gesüßter Schlagsahne (-obers) aufspritzen. Aus Aluminiumfolie kann man sich mit Hilfe einer Tasse oder eines Glases eine passende Form selbst herstellen.
116	Kaffeesahne-(obers)-krapfen (1 EWE)	1 Ei 30 g Zucker 25 g eiweißarmes Mehl Kaffeefondant Nescafe Schlagsahne (-obers) Zucker	Aus Ei, Zucker und Mehl ein Biskuit bereiten, in einer Indianerkrapfenform zwei Krapfen backen. Die ausgekühlten Indianerkrapfen mit Kaffeefondant überziehen. Gesüßte, steif geschlagene Schlagsahne (-obers) mit etwas Nescafepulver vermengen und als Fülle zwischen die Krapfen geben.

Tageskostplan 2/2 (7 EWE) **Gesamtkalorien 2855**

		EWE	KE	Zutaten
1. Frühstück	Tee			20 g Zucker
	eiweißarmes Brot			100 g eiweißarmes Brot
	Honig			30 g Honig
	Tartarenkäse	1		50 g Gervais
				10 g Butter
2. Frühstück	eiweißarmes Brot			50 g eiweißarmes Brot
	Butter			10 g Butter
	grüner Paprika		1	95 g grüner Paprika
	Buttermilch	1		200 g Buttermilch
Mittagessen	Spiegeleier	2		2 Eier
	Kartoffeln		2	120 g Kartoffeln
	Zwiebelsoße		1	110 g Zwiebel
				20 g eiweißarmes Mehl
				Zucker
				30 g Kochfett
Nachmittags (Jause)	Kaffeebaiser	$^1/_2$		2 Baiserhälften
				1 Kugel Kaffee-Eis
				30 g Schlagsahne (-obers)
				10 g Zucker
Abendessen	eiweißarmes Brot			100 g eiweißarmes Brot
	spanischer Salat	$2^1/_2$	1	30 g Edamerkäse[a]
	Tee			35 g Kalbfleisch
				$^1/_2$ Ei
				30 g Mayonnaise
				35 g Karotten
				30 g Sellerie
				2 gefüllte Oliven
				20 g Zucker

Analyse		% der Gesamtkalorien
Gesamteiweiß	56,5 g	8,3
hochwertiges Eiweiß	51,7 g	
nicht-hochwertiges Eiweiß	4,8 g	
Fett	131,9 g	44,5
Kohlenhydrate	316,9 g	47,2
Kalorien	2855	
Wasser	705 ml	
Natrium	29,2 mval	
Kalium	44,4 mval	
Kalzium	668 mg	
Phosphor	923 mg	

[a] 1 gesalzene EWE

Nr.	Speise	Zutaten	Zubereitung
118	Tartarenkäse (1 EWE)	50 g Gervais 10 g Butter Petersilie Kerbelkraut Knoblauch	Die Kräuter so fein als möglich hacken. Gervais und Butter abbrühren und mit den Kräutern und etwas zerdrücktem Knoblauch würzen.
119	Zwiebelsoße (1 KE)	110 g Zwiebel 15 g Butter oder Margarine 20 g eiweißarmes Mehl Zucker Essig, Pfeffer	Die feinringelig geschnittenen Zwiebeln im Fett hell anlaufen lassen, zuckern, bräunlich rösten, aufgießen und verkochen. Mit eiweißarmem Mehl binden. Mit Essig und Pfeffer würzen.
120	Kaffeebaiser ($^1/_2$ EWE)	2 Baiserhälften (Konditorei) 1 Kugel Kaffee-Eis Schlagsahne (-obers) Zucker	Die Baiserhälften mit einer Kugel Kaffee-Eis füllen, mit gesüßter, steif geschlagener Schlagsahne (-obers) aufspritzen.
121	Spanischer Salat ($2^1/_2$ EWE, 1 KE)	30 g Edamerkäse 35 g Kalbfleisch $^1/_2$ Ei 30 g Mayonnaise 35 g Karotten 30 g Sellerie 2 gefüllte grüne Oliven Essig Pfeffer	Edamerkäse, gebratene Kalbfleischreste sowie das Gemüse werden nudelig geschnitten, mit Mayonnaise vermengt. In eine Portionsschüssel füllen und mit hartgekochten Eischeiben und blättrig geschnittenen Oliven garnieren.

Tageskostplan 3/2 (7 EWE) **Gesamtkalorien 2502**

		EWE	KE	Zutaten
1. Frühstück	Pfefferminztee			20 g Zucker
	eiweißarmes Brot			100 g eiweißarmes Brot
	Butter			20 g Butter
	Honig, weiches Ei	1		30 g Honig
				1 Ei
2. Frühstück	Quark-(Topfen-)	1		50 g Quark (Topfen)
	creme mit Früchten		1	90 g Pfirsiche
				20 g Zucker
				10 g Vanillezucker
				1 Eßl. Zitronensaft
				1 Eßl. Sahne (Obers)
				10 g Butter
Mittagessen	Brathuhn	2		150 g Huhn (mit Knochen
	Kartoffeln		2	gewogen)
	gegrillte Tomaten		1	120 g Kartoffeln
				65 g Tomaten
				30 g Kochfett
Nachmittags	eiweißarmes Brot			50 g eiweißarmes Brot
(Jause)	Butter			10 g Butter
	Selchzunge	1		35 g Selchzunge[a]
Abendessen	Reisauflauf	2		70 g Reis
	Kompott		1	230 g Milch
				1 Ei
				20 g Butter
				20 g Zucker
				1 Kl. Zitronensaft
				145 g Apfel
				20 g Zucker

Analyse		% der Gesamtkalorien
Gesamteiweiß	57,4 g	9,4
hochwertiges Eiweiß	51,3 g	
nicht-hochwertiges Eiweiß	6,1 g	
Fett	111,0 g	41,2
Kohlenhydrate	301,7 g	49,4
Kalorien	2502	
Wasser	940 ml	
Natrium	28,5 mval	
Kalium	49 mval	
Kalzium	450 mg	
Phosphor	906 mg	

[a] 1 gesalzene EWE

Nr.	Speise	Zutaten	Zubereitung
122	Quark-(Topfen-)creme mit Früchten (1 EWE, 1 KE)	50 g Quark (Topfen) 90 g Pfirsiche 20 g Zucker 10 g Vanillezucker 1 Eßl. Zitronensaft 1 Eßl. Sahne 10 g Butter	Butter und Quark (Topfen) werden schaumig gerührt, Zucker, Vanillezucker, Zitronensaft, Sahne (Obers) und etwas Pfirsichkompottsaft nach und nach einrühren. Die Kompottfrüchte kleinschneiden und unter die Topfencreme mengen, oder die Creme mit den Kompottfrüchten garnieren.
123	Gegrillte Tomaten (1 KE)	65 g Tomaten Pfeffer Petersilie 10 g Butter	Die Tomaten werden kreuzweise eingeschnitten, mit etwas Pfeffer und gehackter Petersilie bestreut und in einer gebutterten Pfanne im Backrohr gebraten.
124	Reisauflauf (2 EWE)	70 g Reis 230 g Milch 1 Ei 20 g Butter 20 g Zucker 1 Kl. Zitronensaft Zitronenschale Vanillezucker	Aus Reis und Milch einen dicken Milchreis bereiten. Falls der Reis noch nicht weich ist und zu wenig Flüssigkeit vorhanden ist, mit Wasser aufgießen. Dotter, Zucker, Vanillezucker, Butter, Zitronensaft und Zitronenschale unter den etwas überkühlten Milchreis rühren, den steif geschlagenen Eischnee unterziehen und backen.
125	Pfannkuchen (Palatschinken) (2 EWE)	230 g Milch 1 Ei 70 g eiweißarmes Mehl Marmelade Margarine oder Butter Zucker	Aus Mehl, Milch, Ei und etwas Zucker bereitet man einen dickflüssigen Teig. $^1/_2$ Stunde rasten lassen. Mit Butter oder Margarine dünne Pfannkuchen (Palatschinken) ausbacken, mit Marmelade füllen.
126	Aprikosen-(Marillen)-taschen (1 KE)	80 g Blätterteig 65 g Kompottaprikosen (-marillen) Marmelade Zucker	Ein Quadrat von 80 g fertigem Blätterteig mit Kompottaprikosen (-marillen) belegen. Die Ränder dünn mit Marmelade bestreichen, zu einer Tasche zusammenklappen und backen. Das Tascherl noch heiß mit bis zu großem Flug gesponnenem Zucker bepinseln oder noch heiß bezuckern.

Tageskostplan 4/2 (7 EWE) **Gesamtkalorien 2364**

		EWE	KE	Zutaten
1. Frühstück	Kaffee mit Sahne (Obers)			2 Eßl. Sahne (Obers)
	eiweißarmes Brot			100 g eiweißarmes Brot
				20 g Zucker
	Butter			20 g Butter
	Camembert	1		40 g Camembert[a]
	Birne		1	155 g Birne
2. Frühstück	Weinchaudeau	1		1 Ei
				30 g Zucker
				2 Eßl. Weißwein
Mittagessen	Gebratene Scholle	2		80 g Scholle
	Kartoffeln		2	120 g Kartoffeln
	Gurkensalat		1	140 g Gurken
				30 g Kochfett
Nachmittags (Jause)	Tartarensandwich	1		50 g eiweißarmes Brot
				35 g Rindfleisch
Abendessen	eiweißarmes Brot			100 g eiweißarmes Brot
	Butter			20 g Butter
	Radieschen		1	75 g Radieschen
	gefülltes Ei	1		1 Ei
	schwedischer Tee	1		10 g Butter
				230 g Milch
				20 g Honig
				20 g Zucker
				Tee

Analyse		% der Gesamtkalorien
Gesamteiweiß	54,2 g	9,7
hochwertiges Eiweiß	50,2 g	
nicht-hochwertiges Eiweiß	4 g	
Fett	105,8 g	42,9
Kohlenhydrate	264,7 g	47,3
Kalorien	2364	
Wasser	730 ml	
Natrium	30 mval	
Kalium	43,7 mval	
Kalzium	549 mg	
Phosphor	836 mg	

[a] 1 gesalzene EWE

Nr.	Speise	Zutaten	Zubereitung
	Wein-chaudeau (1 EWE)	siehe Rezept Nr. 53	
127	Gebratene Scholle (2 EWE)	80 g Scholle eiweißarmes Mehl Zitronensaft 10 g Butter	Die Scholle mit Zitronensaft beträufeln, in Mehl tauchen und in heißer Butter auf beiden Seiten abbraten.
128	Tartaren-sandwich (1 EWE)	50 g eiweißarmes Brot 35 g Rindfleisch Paprika Pfeffer Kümmel Pfefferoni	Das faschierte Rindfleisch wird mit Paprika, Pfeffer, dem feingehackten Kümmel und etwas feingehackten Pfefferoni gut vermengt. Aufstreichen.
129	Gefülltes Ei (1 EWE)	1 Ei 10 g Butter Petersilie Muskat	Das hartgekochte Ei wird halbiert. Der Eidotter wird passiert und mit schaumig gerührter Butter und gehackter Petersilie vermengt. Die Fülle wieder einstreichen.
130	Schwedischer Tee (1 EWE)	230 g Milch 20 g Honig 20 g Zucker russischer Tee	Russischen Tee mit kochend heißer Milch überbrühen, etwas ziehen lassen, abseihen und mit Honig und Zucker süßen.
131	Tomaten-fisch (2 EWE, 2 KE)	80 g Fischfilet Petersilie Rosmarin 40 g tiefgekühltes Tomatenmark 10 g Butter evtl. Zucker	Die gehackte Petersilie in Butter kurz anlaufen lassen, das Fischfilet dazugeben, das aufgetaute Tomatenmark aufstreichen, weichdünsten. Mit Rosmarin und eventuell mit Zucker würzen.

Tageskostplan 1/3 (8 EWE) — Gesamtkalorien 3140

		EWE	KE	Zutaten
1. Frühstück	Kaffee mit Sahne (Obers)			2 Eßl. Sahne (Obers)
				20 g Zucker
	eiweißarmes Brot			100 g eiweißarmes Brot
	Butter			20 g Butter
	Honig			30 g Honig
	Eier im Glas	2		2 Eier
2. Frühstück	Orange		1	115 g Orange
	Joghurt	1		230 g Joghurt
Mittagessen	Rindsuppe mit eiweißarmen Nudeln (Aprotennudeln)			200 g Bouillon
				20 g Aprotennudeln
	gekochtes Rindfleisch	2		70 g Rindfleisch
	Dillkartoffeln		3	180 g Kartoffeln
				20 g eiweißarmes Mehl
				Eßl. saur. Rahm, Dille
				30 g Kochfett
Nachmittag (Jause)	Tee			20 g Zucker
	eiweißarmes Gebäck			100 g eiweißarmes Gebäck
	Butter			20 g Butter
	Mortadella	1		55 g Mortadella[a]
Abendessen	Quark-(Topfen)-nudelauflauf	2		70 g Aprotennudeln
				50 g Quark (Topfen)
				1 Ei
				20 g Zucker
				20 g Butter
				1 Kl. Zitronensaft
	Birnenkompott		1	155 g Birnen
				20 g Zucker
Spätmahlzeit	eiweißarmer Kuchen			50 g eiweißarmer Kuchen

Analyse

		% der Gesamtkalorien
Gesamteiweiß	61,9 g	7,7
hochwertiges Eiweiß	58,1 g	
nicht-hochwertiges Eiweiß	3,8 g	
Fett	132,3 g	37,5
Kohlenhydrate	390,6 g	54,8
Kalorien	3140	
Wasser	1070 ml	
Natrium	36,6 mval	
Kalium	48,5 mval	
Kalzium	550 mg	
Phosphor	958 mg	

[a] 1 gesalzene EWE

Nr.	Speise	Zutaten	Zubereitung
132	Dillkartoffeln (3 KE)	180 g Kartoffeln 20 g eiweißarmes Mehl 1 Eßl. saurer Rahm Dille Essig 20 g Butter	Aus Butter und eiweißarmem Mehl bereitet man eine helle Schwitze (Einmach), aufgießen und gut verkochen. Die würfelig geschnittenen gekochten Kartoffeln untermengen, mit Dille, Essig und saurem Rahm würzen und noch einmal aufkochen.
133	Quark-(Topfen)-nudelauflauf (2 EWE)	70 g eiweißarme Nudeln (Aprotennudeln) 50 g Quark (Topfen) 1 Ei 20 g Zucker 20 g Butter 1 Kl. Zitronensaft Vanillezucker	Quark (Topfen), Butter, Zucker, Dotter, Vanillezucker und Zitronensaft miteinander abtreiben. Die gekochten Aprotennudeln mit dem Abtrieb vermengen, den steif geschlagenen Eischnee unterziehen, in eine Auflaufform füllen und backen.
134	Eingebrannte Kartoffel (1 EWE, 2 KE)	120 g Kartoffeln 20 g eiweißarmes Mehl 20 g Butter 50 g Frankfurter 1 Eßl. saurer Rahm Essig Majoran Pfeffer	Aus Butter und eiweißarmem Mehl bereitet man eine helle Schwitze (Einmach), aufgießen und gut verkochen. Die würfelig geschnittenen, gekochten Kartoffeln, die würfelig oder blättrig geschnittenen Frankfurter und die Gewürze dazugeben, noch einmal aufkochen.
135	Spargel-omelette (2 EWE, 1 KE)	2 Eier Butter Petersilie 95 g Spargel 1 Eßl. Milch	Eier und Milch miteinander versprudeln. Butter in einer Pfanne zerschmelzen lassen, die Eimasse eingießen und auf der Unterseite goldbraun backen. Die Oberseite soll noch cremig weich sein. Die in Stücke geteilten Spargeln heißmachen und einfüllen. Die Omelette zusammenklappen und gleich servieren.

Tageskostplan 2/3 (8 EWE) **Gesamtkalorien 3040**

		EWE	KE	Zutaten
1. Frühstück	Tee			20 g Zucker
	eiweißarmes Brot			100 g eiweißarmes Brot
	Butter			20 g Butter
	Ham and eggs	2		1 Ei
				35 g Schinken[a]
2. Frühstück	Cremeapfel	1	1	145 g Apfel
				Marmelade
				230 g Milch
				15 g Puddingpulver
				20 g Zucker
Mittagessen	Kartoffelauflauf	2	2	120 g Kartoffeln
	Jägersalat		1	1 Ei
				35 g Rindfleisch
				Zwiebel
				20 g Butter
				1 Eßl. Sahne (Obers)
				100 g Jägersalat (Chinakohl)
				10 g Öl
Nachmittags (Jause)	eiweißarmes Gebäck			50 g eiweißarmes Gebäck
	Butter			10 g Butter
	kalter Braten	1		40 g Schweinefleisch
Abendessen	Würstel im Blätterteig	2		100 g salzarme Würstel
				100 g Blätterteig
	Krautsalat		1	85 g Weißkraut
				10 g Speck
Spätmahlzeit	Met			100 g Weißwein
				70 g Honig

Analyse			% der Gesamtkalorien
Gesamteiweiß	65,7	g	8,9
hochwertiges Eiweiß	56,4	g	
nicht-hochwertiges Eiweiß	9,3	g	
Fett	174,6	g	54
Kohlenhydrate	271,9	g	37,1
Kalorien	3040		
Wasser	850	ml	
Natrium	41	mval	
Kalium	52	mval	
Kalzium	486	mg	
Phosphor	931	mg	

[a] 1 gesalzene EWE

Nr.	Rezept	Zutaten	Zubereitung
136	Ham and eggs (2 EWE)	1 Ei 35 g Schinken 10 g Butter	Den Schinken in Butter rasch abbraten, das Ei darüberschlagen und stocken lassen.
137	Cremeapfel (1 EWE, 1 KE)	230 g Milch 15 g Puddingpulver 20 g Zucker 145 g Apfel Marmelade	Von einem Apfel das Kerngehäuse ausstechen, schälen, den Apfel in Zuckerwasser weichdünsten. Marmelade anstatt des Kerngehäuses einfüllen. Aus Milch, Zucker und Puddingpulver eine Creme bereiten und über den Apfel geben.
138	Kartoffelauflauf (2 EWE, 2 KE)	120 g Kartoffeln 1 Ei 35 g Rindfleisch Zwiebel Petersilie 20 g Butter 1 Eßl. Sahne (Obers) Majoran	Die weichgekochten passierten Kartoffeln werden mit Dotter, Butter und Sahne (Obers) verrührt, den steifgeschlagenen Eischnee unterziehen. Zwiebel hell anrösten, mit gehackter Petersilie kurz durchrösten, das faschierte Rindfleisch dazugeben und weichdünsten. Die halbe Kartoffelmasse in eine Auflaufform füllen, die Rindfleischfülle einstreichen, den Rest der Kartoffelfülle darübergeben, im heißen Rohr backen.
139	Würstel im Blätterteig (2 EWE)	100 g salzarme Würstel 100 g Blätterteig Kümmel Butter	Den fertig gekauften Blätterteig in 2 cm breite Streifen schneiden, die Würstel damit umhüllen, die Oberseite mit zerlassener Butter dünn bepinseln, mit Kümmel bestreuen und bei guter Hitze backen.
	Met (0 EWE, 0 KE) siehe Rezept Nr. 68		
140	Saurer Rahmpudding (2 EWE)	115 g saurer Rahm 2 Eidotter 1 Eiklar Muskat 40 g eiweißarmes Mehl	Sauren Rahm, Mehl und Eidotter miteinander verrühren. Das Eiklar steif aufschlagen und mit Muskat unter die Puddingmasse ziehen. In eine ausgefettete, ausgebröselte Puddingform füllen und $^{1}/_{2}$ Stunde im Wasserbad kochen. Beilage: Gemüse oder Tomatensoße.

Tageskostplan 3/3 (8 EWE) — Gesamtkalorien 3388

		EWE	KE	Zutaten
1. Frühstück	Hagebuttentee			20 g Zucker
	eiweißarmes Brot			100 g eiweißarmes Brot
	Butter			20 g Butter
	Eierspeise	2		2 Eier
2. Frühstück	Fruchtgrieß	1	1	230 g Milch
				30 g eiweißarmer Grieß
				20 g Zucker
				10 g Vanillezucker
				85 g Kirschen
Mittagessen	Faschiertes Butterschnitzel	2		70 g Kalbfleisch
				30 g Weißbrot
	Kartoffelbrei		2	120 g Kartoffelbrei
	Fisolensalat		1	75 g Schnittbohnen
				30 g Kochfett
Nachmittags (Jause)	Milchkaffee	1/2		115 g Milch
	gefüllte Kekse	1/2		20 g Zucker
				20 g Staubzucker
				40 g Butter
				60 g eiweißarmes Mehl
				1 Dotter
				30 g Butter
				10 g Zucker, Zitronensaft
Abendessen	gebackene Schinkenhörnchen	2		50 g eiweißarme Hörnchen
				35 g Schinken[a]
	grüner Salat			1 Ei
				20 g Butter
				1 Eßl. saure Sahne
				90 g Kopfsalat
				10 g Öl
Spätmahlzeit	Honigbrot			50 g eiweißarmes Brot
				30 g Honig

Analyse		% der Gesamtkalorien
Gesamteiweiß	65,6 g	7,5
hochwertiges Eiweiß	57,4 g	
nicht-hochwertiges Eiweiß	8,2 g	
Fett	174,1 g	45,7
Kohlenhydrate	403,9 g	46,8
Kalorien	3388	
Wasser	1060 ml	
Natrium	39,1 mval	
Kalium	53,1 mval	
Kalzium	669 mg	
Phosphor	1003 mg	

[a] 1 gesalzene EWE

Nr.	Speise	Zutaten	Zubereitung
141	Fruchtgrieß (1 EWE, 1 KE)	230 g Milch 30 g eiweißarmer Grieß 20 g Zucker 10 g Vanillezucker 85 g Kirschen	Einen gesüßten Milchgrieß bereiten, das Kirschenkompott unterrühren, die Grießmasse in eine kalt ausgespülte Form füllen, erstarren lassen und stürzen.
142	Butterschnitzel (2 EWE)	70 g Kalbfleisch 30 g Weißbrot Petersilie Majoran Pfeffer 10 g Butter	Das Weißbrot in Wasser einweichen und mit der Gabel fein zerdrücken. Das Kalbfleisch mit dem Weißbrot, mit in Butter angelaufener gehackter Petersilie und den übrigen Gewürzen gut verarbeiten, ein Laibchen formen und in Butter beidseitig langsam abbraten. Das Laibchen herausnehmen, die Pfanne mit etwas Wasser aufgießen, verkochen lassen und über das Fleisch geben.
	Gefüllte Kekse ($^{1}/_{2}$ EWE) siehe Rezept Nr. 67		
143	Gebackene Schinkenhörnchen (2 EWE)	50 g eiweißarme Hörnchen (Aprotenhörnchen) 35 g Schinken 1 Ei 20 g Butter 1 Eßl. saurer Rahm Pfeffer Majoran Muskat	Butter mit Dotter, saurem Rahm und feingehacktem Schinken abtreiben. Den Abtrieb, die restlichen Gewürze und den steifgeschlagenen Eischnee unter die gekochten eiweißarmen Hörnchen (Aprotenhörnchen) mengen, in einer Auflaufform backen.
144	Rahmsuppe (1 EWE, 1 KE)	115 g sauren Rahm 115 g saure Milch 20 g eiweißarmes Mehl 60 g Kartoffel Kümmel	Saure Milch und Kümmel zum Kochen bringen, sauren Rahm und Mehl abrühren, mit der sauren Milch verkochen, die gekochten Kartoffeln als Einlage reichen.

Tageskostplan 4/3 (8 EWE) **Gesamtkalorien 2967**

		EWE	KE	Zutaten
1. Frühstück	Tee mit Zitrone			20 g Zucker
	Hühnersandwich	2		100 g eiweißarmes Brot
				20 g Butter
				70 g Hühnerfleisch
				1 Eßl. saurer Rahm
2. Frühstück	Honigmilch	1		230 g Milch
	eiweißarmer Kuchen			60 g Honig
				50 g eiweißarmer Kuchen
Mittagessen	Hirnsuppe	1		35 g Kalbshirn
	gebackene			10 g eiweißarmes Mehl
	Champignons	1	3	1 Ei 1 Dotter
	grüner Salat		1	1 Eßl. Sahne (Obers)
				120 g Champignons
				Mehl, Semmelbrösel
				90 g Kopfsalat
				30 g Kochfett
Nachmittags (Jause)	Schinkenbrot	1		50 g eiweißarmes Brot
				10 g Butter
				35 g Schinken[a]
Abendessen	kalter, gefüllter			50 g grüner Paprika
	Paprika	2	1	55 g salzarme Wurst
	eiweißarmes Brot			35 g Rindfleisch
	Tee			30 g Kartoffel/Karotten/ Champignons
				40 g Mayonnaise
				100 g eiweißarmes Brot
				20 g Zucker
Spätmahlzeit	Marmeladebrot			50 g eiweißarmes Brot
				10 g Butter
				30 g Marmelade

Analyse		% der Gesamtkalorien
Gesamteiweiß	63,6 g	8,8
hochwertiges Eiweiß	55,8 g	
nicht-hochwertiges Eiweiß	6,8 g	
Fett	156,5 g	49
Kohlenhydrate	305,5 g	42,3
Kalorien	2967	
Wasser	795 ml	
Natrium	36,3 mval	
Kalium	53,6 mval	
Kalzium	405,7 mg	
Phosphor	1077 mg	

[a] 1 gesalzene EWE

Nr.	Speise	Zutaten	Zubereitung
145	Hirnsuppe (1 EWE)	35 g Kalbshirn 10 g eiweißarmes Mehl 1 Dotter 1 Eßl. Sahne (Obers) 10 g Butter Zwiebel Petersilie Pfeffer	Feingerissene Zwiebeln in Butter hell anlaufen lassen, die gehackte Petersilie dazugeben, kurz durchrösten, das abgezogene, gehackte Kalbshirn zufügen, durchrösten, aufgießen und etwa 10 Minuten kochen. Mit einer Butterschwitze (-einmach) binden, die etwas abgekühlte Suppe mit Dotter und süßem Rahm legieren.
146	Hühner-sandwich (2 EWE)	100 g eiweißarmes Brot 20 g Butter 70 g Hühnerfleisch 1 Eßl. saurer Rahm Schnittlauch Zitronensaft	50 g gebratenes Hühnerfleisch wird in Stücke geteilt, mit saurem Rahm, feingeschnittenem Schnittlauch und etwas Zitronensaft vermengt, eventuell über Nacht ziehen lassen. Butterbrote damit belegen.
147	Honigmilch (1 EWE)	230 g Milch 60 g Honig	Den Honig in der kochendheißen Milch auflösen.
148	Kalter, gefüllter Paprika (2 EWE, 1 KE)	50 g grüner Paprika 55 g salzarme Wurst 35 g Rindfleisch 30 g Kartoffel/ Karotten/ Champignons 40 g Mayonnaise Essig Pfeffer Petersilie	Einen der Länge nach halbierten grünen Paprika mit heißem Essigwasser abbrühen. Die übrigen angegebenen Zutaten nudelig oder würfelig schneiden, mit Mayonnaise und den Gewürzen vermengen. Den Mayonnaisesalat in den Paprika füllen.
149	Beefsteak à la maison (2 EWE, 1 KE)	70 g Rindfleisch Öl Pfeffer 40 g Champignons 1 Tomatescheibe grüne Petersilie	Eine Scheibe vom Lungenbraten wird gepfeffert, eingeölt und etwas ziehen gelassen. In Öl auf beiden Seiten etwa drei Minuten abbraten, mit gedünsteten Champignons, der Tomatenscheibe belegen, mit gehackter Petersilie bestreuen und im Backrohr kurz überbacken. Gleich servieren.

6. Anhang

6.1 Merksätze

1. Eine *Eiweißeinheit* entspricht in ihrem Eiweißgehalt etwa dem eines Eies (= 7 g Eiweiß).
2. Von den erlaubten *Eiweißeinheiten* soll *eine Eiweißeinheit* jeweils als ein *Ei* gegessen werden!
3. Anstatt eiweißreicher, pflanzlicher Getreideprodukte verwende insbesondere bei strenger Eiweißeinschränkung *Aprotenteigwaren* und *Spezialbrot und -gebäck* aus eiweißarmem bzw. eiweißfreiem Mehl!
4. Unterscheide zwischen *gesalzenen* und *ungesalzenen* Eiweißeinheiten!
5. Eine *gesalzene* Eiweißeinheit enthält etwa 1 Gramm Kochsalz.
6. *Kochsalzersatzmittel* weisen meist einen *hohen Kaliumgehalt* auf!
7. Nahrungsmittel mit *hohem Kochsalzgehalt* (Seite 24 und Tabelle 8) sind bei erforderlicher Kochsalzeinschränkung *verboten!*
8. Verwende zur schmackhaften Speisenzubereitung die in der *Würztabelle* (Tabelle 14) angeführten *Gewürze* und *Würzkräuter.*
9. Beachte den *Natriumgehalt* verschiedener *Mineralwässer!* (Tabelle 15).
10. Eine *Kaliumeinheit* ist diejenige Nahrungsmittelmenge, die 200 mg bzw. 5 mval Kalium enthält.
11. Beachte den *unterschiedlichen Kaliumgehalt* eines Nahrungsmittel durch verschiedene *Zubereitungsarten!*
12. Bei *Frischgemüse* und *Frischobst* kann der Kaliumgehalt um $^2/_3$ seines Ausgangswertes durch *Einlegen in Wasser* (Seite 10) vermindert werden!
13. *Dosengemüse* und *Dosenobst* zeigen einen Kaliumverlust um 40 bis 75%.

14. Bei *tiefgekühltem* Obst und Gemüse beträgt der Auslaugverlust an Kalium bis 30%. Der Kaliumgehalt von tiefgekühlten Erdbeeren, Himbeeren und tiefgekühltem Spargel ändert sich nicht.
15. Beachte in der täglichen Flüssigkeitsbilanz auch den Wassergehalt der festen Speisen (etwa 1000 ml pro 1250 g feste Speisen pro Tag)!
16. Bei erforderlicher Kochsalzeinschränkung sind natriumhaltige Mineralwässer, Fleischbrühen und Fertigsuppen mit hohem Salzgehalt *verboten!*
17. Bei erforderlicher Kaliumeinschränkung sind Fruchtsäfte *verboten!*
18. Der tägliche *Kalorienbedarf* (40 bis 45 Kalorien pro kg Körpergewicht und Tag) muß unbedingt gedeckt sein!
19. Bei höherem Kalorienbedarf müssen eiweißarme Kalorienträger wie eiweißarme Teigwaren (Aprotenteigwaren), Nährbier, Honig (Tabelle 9) zusätzlich zugeführt werden.
20. Bei der Diät mit 2 Eiweißeinheiten ist eine medikamentöse Vitamin B-Zufuhr unbedingt erforderlich.
21. *Unberechnet,* d. h. ohne Einschränkung wegen ihres *geringen* Eiweiß-, Natrium- oder Kaliumgehaltes können die Nahrungsmittel der Tabelle 9 verwendet werden.
22. *Verboten,* entweder wegen des *hohen* Eiweißgehaltes oder wegen des *hohen* Mineralanteiles an Natrium und Kalium sind die Nahrungsmittel der Tabelle 8.

6.2 Grundlagen der Berechnungen[1]

Souci, S. W., Fachmann, W., Kraut, H.: Die Zusammensetzung der Lebensmittel, Nährwert-Tabellen, Wissenschaftl. Verlagsges. Stuttgart, 1969.

Sos, J.: Die Pathologie der Eiweißernährung, Verlag der Ungarischen Akademie der Wissenschaften, Budapest, 1964.

1 Bei der Berechnung der Flüssigkeitsmenge wurden die Getränke (Kaffee, Tee) nicht miteinbezogen. Miteinberechnet wurden die Suppen, die Flüssigkeitsmengen, die zum Dünsten der Gemüse, zum Bereiten von Kompott benötigt werden, die Reis- und Teigwaren während des Kochprozesses aufnehmen, sowie der in den Tageskostplänen angeführte Joghurt und die Milch.

Herrmann, K.: Tiefgefrorene Lebensmittel, Verlag P. Parey, Berlin, 1965.

Analyse des eiweißarmen Fertigmehles der Firma Kvarn AB Tre Kronor, Stockholm.

Analyse der eiweißarmen Teigwaren (Aprotenteigwaren), Firma Diet-ERBA, Divisione prodotti dietetici, Carlo Erba, S. p. a. Milano.

6.3 Bezugsquellen diätetischer Nahrungsmittel

Tabelle 16

	Deutschland
eiweißfreies Fertigmehl	Generalvertretung: Fa. H. Wiechert & Co. D–2102 Hamburg 93 Alte Schleuse 18
Damin eiweißarm (Fertigmehl, Natriumgehalt 380 mg %) Malto-dextrin 19 (für Speisen mit hohem Kaloriengehalt)	Maizena Werke GmbH D–2000 Hamburg 1, Maizena Haus, Postfach 1000
eiweißarmes (glutenfreies) Mehl eiweißarmer (glutenfreier) Grieß eiweißarmer (glutenfreier) Zwieback	Hersteller: Fa. A. Riesal Immensee, Schweiz
eiweißarme (Aproten-) Teigwaren eiweißarmes (Aproten-) Mehl eiweißarmer (Aproten-) Grieß eiweißarmer (Aproten-) Zwieback	Hersteller: Carlo Erba GmbH 20159 Milano Via Carlo Imbonati 24 Italien
Aproten Diät-Teigwaren (Bandnudeln, Hörnchen)	Rademanns Nährmittel Eberhard Priemer GmbH D–6830 Bad Homburg v. d. H., Hessenring 82
natriumarmer (salzarmer) Schinken natriumarme (salzarme) Wurstwaren	Reformhäuser
natriumarmer (salzarmer) Käse	Reformhäuser

Die als Bezugsquellen für Deutschland, die Schweiz und Österreich genannten Generalvertretungen bzw. Herstellungsfirmen geben auf Anfrage gerne das dem Wohnort nächstgelegene Reformhaus oder die nächstgelegene Apotheke, die das gewünschte Produkt führt, bekannt.

Österreich	Schweiz
Generalvertretung: Fa. H. Wiechert & Co. Getreidegasse 24 A–5020 Salzburg	Generalvertretung: Fa. H. Wiechert & Co. Getreidegasse 24 A–5020 Salzburg
Hersteller: Fa. A. Riesal Immensee, Schweiz Importeur: Reformhaus Vita Neulinggasse 26 A–1030 Wien	Hersteller: Fa. A. Riesal Immensee, Schweiz
Generalvertretung: AESCA, chem. pharm. Fabrik Traiskirchen bei Wien Badener Straße 23	Hersteller: Carlo Erba GmbH Mailand Italien
Fleischerei Bissinger Gumpendorferstraße 35 A–1060 Wien	Reformhäuser
Reformhäuser	Reformhäuser

6.4 Umrechnungsfaktoren für Elektrolyte

Tabelle 17

Gramm in Milliäquivalente	Milliäquivalente in Milligramm
1 g Ca = 49,9 mval Ca	1 mval Ca = 20,04 mg Ca
1 g Cl = 28,2 mval Cl	1 mval Cl = 35,45 mg Cl
1 g K = 25,85 mval K	1 mval K = 39,10 mg K
1 g Mg = 82,24 mval Mg	1 mval Mg = 12,16 mg Mg
1 g Na = 43,48 mval Na	1 mval Na = 22,99 mg Na

Tabelle 18. Umrechnungsfaktoren für Verbindungen

umzurechnen	Faktor	umzurechnen	Faktor
Ca in CaO	1,4	CaO in Ca	0,71
Cl in NaCl	1,65	NaCl in Cl	0,607
K in K_2O	1,21	K_2O in K	0,83
Mg in MgO	1,66	MgO in Mg	0,603
Na in NaCl	2,54	NaCl in Na	0,39
Na in Na_2O	1,35	Na_2O in Na	0,74
P in P_2O_5	2,29	P_2O_5 in P	0,44
P in H_2PO_4	3,16	H_2PO_4 in P	0,316
S in SO_3	2,55	SO_3 in S	0,4
S in H_2SO_4	3,06	H_2SO_4 in S	0,33

Tabelle 19. Stickstoff

umzurechnen	Faktor	umzurechnen	Faktor
Protein N in Protein	6,25	Protein in Protein N	0,16
Ammoniak N in Ammoniak	1,21	Ammoniak in Ammoniak N	0,82
Kreatin N in Kreatin	3,12	Kreatin in Kreatin N	0,32
Kreatinin N in Kreatinin	2,7	Kreatinin in Kreatinin N	0,37
Harnstoff N in Harnstoff	2,14	Harnstoff in Harnstoff N	0,47
Harnsäure N in Harnsäure	3,0	Harnsäure in Harnsäure N	0,33

Entnommen: Documenta Geigy, wissenschaftliche Tabellen, 7. Auflage, Basel 1969.

7. Literaturverzeichnis

1. De St. Jeor, S. T., Carlston, B. J., Christensen, S., Maddock, R. K., Jr., Tyler, F. H.: Low protein diets for the treatment of chronic renal failure. Salt Lake City: University of Utah Press 1970.
2. Giordano, C.: Use of exogenous and endogenous urea for protein synthesis in normal and uremic subjects. J. Lab. Clin. Med. **62,** 231 (1963).
3. Giovanetti, S., Maggiore, Qu.: A low-nitrogen diet with proteins of high biological value for severe chronic uremia. Lancet **1964 II,** 1000.
4. Hegsted, D. M.: Minimum protein requirements of adults. Amer. J. Clin. Nutr. **21,** 352 (1968).
5. Herrmann, K.: Tiefgefrorene Lebensmittel, Verlag P. Parey.
6. Lang, K.: Biochemie der Ernährung. Darmstadt: Dr. Dietrich Steinkopff Verlag 1970.
7. Schmidt, P., Kriehuber, J.: Diätetische Behandlung der chronischen Niereninsuffizienz mit einer modifizierten Giovanetti-Diät. Österreichische Ärztezeitung **26,** 811 (1971).
8. Sos, J.: Die Pathologie der Eiweißernährung. Budapest: Verlag der Ungarischen Akademie der Wissenschaften 1964.
9. Souci, S. W., Fachmann, W., Kraut, H.: Die Zusammensetzung der Lebensmittel. Stuttgart: Wissenschaftliche Verlagsgesellschaft 1969.

8. Sachverzeichnis

K. H. Bäßler, W. Fekl, K. Lang
Grundbegriffe der Ernährungslehre

10 Abb. X, 169 Seiten. 1973.
(Heidelberger Taschenbücher, Band 119) Basistext
DM 14,80; US $ 5.50

Die moderne Ernährungslehre leistet einen wesentlichen Beitrag zur Präventiv-Medizin. Das vorliegende Taschenbuch vermittelt die von der neuen Approbationsordnung geforderten Kenntnisse. Aufnahme und Wirkung der einzelnen Nahrungsbestandteile werden besprochen, die Anpassung der Ernährung an alters- und leistungsbedingte Situationen sowie Abweichungen im Krankheitsfall. Auch parenterale Ernährung und synthetische Diät sind berücksichtigt.

H. Baur
Der Wasser- und Elektrolythaushalt des Kranken

Ein Nachschlagewerk für die Praxis. 22 Abb. XI, 221 Seiten. 1972. (Anaesthesiologie und Wiederbelebung, Band 65)
DM 48,--; US $ 17.80

Jahrzehntelange Erfahrungen am Krankenbett liegen diesem besonders praxisnahen Buch zugrunde. Es gibt klare Richtlinien zur Verhütung und Behandlung lebensbedrohlicher Störungen des Wasser- und Elektrolythaushaltes. Es beschreibt besonders Wassermangel und -vergiftung, Mangel an Natrium und Kalium, Salzvergiftung, Alkalose und Acidose. Die modernen lebensrettenden Methoden der Diagnostik und der Infusionstherapie werden ausführlich dargestellt.

Ärztliche Problematik des Urlaubs

Verhandlungsbericht des 1. ADAC-Ärzte-Kongresses vom 16. bis 17. Juni 1972 in München. Herausgegeben von W. Wachsmuth. 52 Abb. VIII, 230 Seiten (1 Falttafel). 1973.
DM 19,80; US $ 7.40

Die grundlegenden Begriffe Ermüdung und Erholung werden von Internisten, Physiologen, Psychiatern und Sozialmedizinern diskutiert mit dem Ziel, Richtlinien für die geforderte „echte Erholung" aufzustellen. Die Abhängigkeit von Klima, Ernährung, Zeitverschiebung und Lebensalter wird besprochen. Für die Verhütung und die Behandlung typischer Urlaubskrankheiten sowie für die erforderliche Beratung in der Sprechstunde werden wichtige Hinweise gegeben.

Springer-Verlag Berlin · Heidelberg · New York

Preisänderungen vorbehalten